CONTRIBUTION A L'ÉTUDE

DU

SARCOME PRIMITIF DES MUSCLES

PAR

P. CHAMBE

Docteur en médecine de la Faculté de Paris
Ancien interne des hôpitaux de Clermont-Ferrand

PARIS

G. STEINHEIL, ÉDITEUR

2, RUE CASIMIR-DELAVIGNE, 2

1895

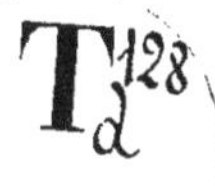

CONTRIBUTION A L'ÉTUDE

DU

SARCOME PRIMITIF DES MUSCLES

IMPRIMERIE LEMALE ET Cie, HAVRE

CONTRIBUTION A L'ÉTUDE

DU

SARCOME PRIMITIF DES MUSCLES

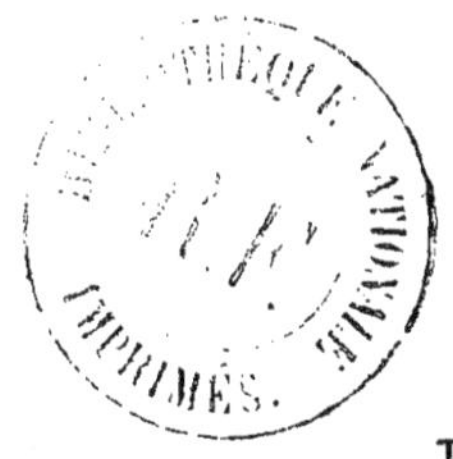

PAR

P. CHAMBE

Docteur en médecine de la Faculté de Paris
Ancien interne des hôpitaux de Clermont-Ferrand

PARIS

G. STEINHEIL, ÉDITEUR

2, RUE CASIMIR-DELAVIGNE, 2

1895

CONTRIBUTION A L'ÉTUDE

DU

SARCOME PRIMITIF DES MUSCLES

INTRODUCTION

Ayant assisté à une clinique de M. le professeur Tillaux sur les sarcomes primitifs des muscles, et frappé de l'évolution rapide de la tumeur chez l'homme qui en était porteur, nous résolûmes d'étudier ces sarcomes. M. le professeur Tillaux voulut bien mettre à notre disposition l'observation de ce malade.

Aussi nous le remercions de nous avoir par ses leçons inspiré ce sujet, et de nous avoir fait l'honneur d'agréer la présidence de notre thèse.

Arrivé à la fin de nos études, nous dédions cette thèse à nos premiers maîtres de l'école de Clermont et à M. le professeur Tillaux.

CHAPITRE PREMIER

Historique.

C'est Lebert, qui, en 1852, différencia le cancer du sarcome; il présenta à ce sujet un mémoire consigné dans les bulletins de la Société de chirurgie, 1852; enfin il établit nettement cette séparation dans son traité d'anatomie pathologique.

Frappé de l'aspect fusiforme des nombreux éléments contenus dans ces tumeurs, il les désigna sous le nom de fibro-plastiques, et considérant la différence qu'elles présentaient au microscope avec le cancer, il affirma qu'elles ne constituaient pas des tumeurs malignes. Cette dernière opinion ne tarda pas à être abandonnée en présence de cas rapidement mortels.

M. Robin (*in* comptes rendus de la Société de biologie, 1849, première série, t. I, p. 149), montre l'existence de deux nouvelles espèces d'éléments anatomiques. Il décrit les tumeurs embryoplastiques, qu'il croit devoir séparer des sarcomes et que nous retrouvons plus tard, au contraire rangées, dans cette classe de tumeurs par Cornil et Ranvier, et désignées par ces auteurs sous le nom de sarcome encéphaloïde. Il décrit enfin des tumeurs à médullocèles et à myéloplaxes qui constituent le sarcome myéloïde de Cornil et Ranvier Ces derniers auteurs définissent les sarcomes : des tumeurs constituées par du tissu embryonnaire pur ou subissant une des premières modifications qu'il présente pour devenir un tissu adulte.

Cette partie historique du sarcome en général esquissée rapidement, nous nous hâtons de revenir au point spécial qui nous intéresse : au sarcome primitif des muscles.

L'histoire du sarcome primitif des muscles est de date toute récente. En effet, cette tumeur fut longtemps confondue avec le cancer des muscles, et décrite sous le nom de cancer primitif des muscles. Mais à l'heure actuelle le sarcome primitif a pris la place du cancer. M. Desprès, dans sa thèse d'agrégation, 1866, conclut qu'il n'existe pas une seule observation authentique de cancer primitif.

M. J. Rolett, dans son article du dictionnaire Dechambre, reprenant les différentes observations arrive aux mêmes conclusions que M. Desprès. D'ailleurs, déjà dans le *Compendium de chirurgie pratique*, p. 205, t. II, l'auteur analysant les observations connues, dit qu'aucun des exemples cités n'établit bien nettement la preuve que l'affection a débuté par le tissu musculaire. A ce propos, M. Auguste Bérard relate une observation qui semble rentrer dans le sarcome encéphaloïde et qu'il décrit sous le nom de cancer encéphaloïde.

« Une jeune fille de 12 à 13 ans, ayant fait une chute d'un lieu élevé, ressentit une douleur assez vive dans la partie antérieure de l'aisselle. Quelques mois après, sa mère s'aperçut qu'il y avait en cet endroit une tumeur dure, du volume d'une noisette. A cette époque, je vis la jeune personne, et je reconnus dans l'épaisseur du grand pectoral, près de son bord axillaire, un engorgement d'une dureté pierreuse dans lequel des douleurs lancinantes se faisaient sentir de temps en temps. Malgré les résolutifs sous toutes les formes, la tumeur fit des progrès ; elle s'étendit vers la clavicule ; sa consistanee diminuait à mesure qu'elle augmentait de volume. La malade fut soumise à l'examen de plusieurs professeurs de la Faculté, MM. Marjolin, Sanson, Velpeau, Blandin, J. Cloquet, tous pensèrent qu'il convenait de recourir à l'ablation de la tumeur. Ce fut M. Cloquet qui opéra. Pendant la dissection de la tumeur, il fut évident que le mal avait son siège exclusif dans le tissu même du grand pectoral. L'infection de la partie enlevée fit reconnaître la dégénérescence encéphaloïde à divers degrés de ramollissement. La récidive eut lieu avant la cicatrisation de la plaie, et la jeune fille succomba au bout de quelques mois. »

Cette observation se rapporte naturellement à un sarcome encéphaloïde du grand pectoral, et c'est la seule que connaissait Bérard, pouvant être rangée dans le cancer primitif des muscles.

Peu de thèses ou monographies ont trait au sujet qui nous occupe.

Vignes (1862) semble être le premier auteur qui ait différencié nettement le sarcome intra-musculaire.

Teevan (1863) comprend vingt et une observations de tumeurs musculaires sous le nom de carcinome.

Wolkmann (1865) énonce que le sarcome primitif des muscles est la plus fréquente des tumeurs musculaires et que tout ce qui figure dans le travail de Teevan comme carcinome doit être considéré comme des sarcomes.

M. Desprès (thèse agrégation, 1866) est de l'avis de Wolkmann.

M. Sokolow, de Saint-Pétersbourg (1873), a observé un certain nombre de cas qui se rapportent absolument à celui qui nous occupe.

En 1880, M. Nicaise, le 7 janvier, a lu à la Société de chirurgie une observation très complète de cysto-fibro-sarcome du muscle triceps fémoral, faite par le Dr Gross, de Nancy. Enfin nous devons citer les thèses de M. Lemaréchal (mai 1880) ;

M. Combet, 1881 ;

La thèse de Christiani. Thèse Berne, 1887 ;

Les recherches de Schaeffer (1888) sur les modifications de la fibre musculaire située au voisinage des sarcomes et des fibro-sarcomes ;

La thèse récente de M. Guitton, 1894.

CHAPITRE II

Anatomie pathologique.

Il est intéressant de connaître quel est le tissu qui donne naissance au sarcome.

Nous exposerons les différentes théories.

1° Théorie du développement du sarcome aux dépens des cellules du sarcolemme.

Pour Voldeger, Forster, la transformation des cellules du sarcolemme en cellules sarcomateuses serait évidente.

Le travail de M. Sokolow plaide en sa faveur. Le sarcome débuterait par les noyaux du sarcolemme. Voici les conclusions de cet auteur, que nous empruntons à la thèse de M. Combet.

1° Le processus actif de formation d'éléments nouveaux se passe exclusivement dans les faisceaux musculaires (substance musculaire et sarcolemme).

2° Les éléments des cellules musculaires se transforment en cellules spéciales.

3° Cette transformation commence dans les faisceaux musculaires par une multiplication de noyaux avec accumulation de protoplasma autour d'eux.

4° Les éléments nouveaux remplissent la gaine du sarcolemme et prennent le caractère de cellules. C'est le début du sarcome.

5° Les cellules rondes ou ovales se transforment en cellules fusiformes ornées de prolongements et entourées de protoplasma.

6° Pendant ces transformations, le tissu musculaire, ou mieux la substance striée ne subit que des modifications passives. C'est une atrophie ou une dégénérescence granulo-graisseuse précédant la destruction.

Une étude de M. Veil (*Revue des sciences médicales*, t. III, p. 127) plaide dans le même sens.

Pour MM. Cornil et Ranvier et la plupart des auteurs, le développement du sarcome se fait dans les espaces cellulaires.

« Le développement de la masse morbide se fait toujours par une production de tissu embryonnaire dans les espaces de tissu conjonctif qui comprime les faisceaux primitifs du muscle, détermine une atrophie simple ou accompagnée d'une transformation granulo-graisseuse. Cette dernière forme d'atrophie se rencontre surtout dans les cas où la formation du tissu sarcomateux est très rapide. »

Somme toute, le muscle, la graisse ne jouent qu'un rôle passif. C'est aux dépens du tissu cellulaire interfasciculaire que se fait le développement du néoplasme.

Cette opinion réunit la majorité des auteurs. C'est celle de Rindfleisch, de Feltz, de Gross, de Nicaise et de l'école de Robin.

A l'heure actuelle commence à prendre corps une troisième théorie qui veut que le sarcome se développe aux dépens du tissu angioblastique. Cette théorie a surtout été défendue par M. le Dr Pilliet, chef de laboratoire de la clinique chirurgicale de la Charité. Il a bien voulu nous en donner lui-même la description.

Le sarcome n'est pas, comme le disent la plupart des auteurs, une tumeur du tissu embryonnaire, parce que, comme le faisait remarquer à juste titre Charles Robin, le tissu embryonnaire n'existe pas, l'embryon étant fatalement composé de tissus complexes.

D'autre part, le sarcome encéphaloïde des muscles, des aponévroses du périoste et de l'os n'a pas d'équivalent normal dans les tissus de l'adulte, à part le tissu hématopoétique de la moelle des os. La loi de Muller exigeant que le type du tissu d'une tumeur donnée se retrouve dans un tissu normal de l'adulte ou de l'embryon, c'est donc dans les tissus de l'embryon que nous devons chercher celui qui est le point de départ du sarcome musculaire encéphaloïde. Or ce sarcome est surtout caractérisé par la présence de points vasculaires d'accroissement, par la présence de cellules myéloplaxes formatrices de globules rouges, de capillaires néoformés sans parois distinctes, de cellules à hémoglobine (cellules de Newmann) tapissant ces capillaires.

Les formations de néo-vaisseaux sont aussi nettes et aussi évidentes dans le sarcome que les formations de globes épidermiques dans les cancroïdes ; il s'ensuit que le sarcome encéphaloïde des membres dans lequel on retrouve toutes les figures de la formation des vaisseaux sanguins et des globules rouges ne peut être attribué qu'à un seul tissu, le tissu formateur des vaisseaux et des globules sanguins, le parablaste de His qu'on l'on peut aussi appeler tissu angioplastique. Le nom ne fait rien à la chose, pourvu que l'on s'entende nettement sur le tissu à désigner.

Ceci explique la formation de ces sarcomes dans le jeune âge et leur siège dans les tissus qui deviendront plus tard aponévrotiques, mais qui sont surtout, chez l'embryon, composés de tractus vasculaires autour desquels s'organisent les masses musculaires que ces tractus doivent nourrir.

Ainsi le sarcome des aponévroses que l'on retrouve surtout dans les muscles longs au bras et à la cuisse est extrêmement voisin du sarcome périostique ou médullaire des membres. C'est la même tumeur dérivant du même tissu.

Mais sous quelle influence se fait le développement du sarcome ? Pourquoi telle cellule se met-elle à proliférer tout d'un coup ?

D'une façon générale le sarcome est une maladie de la jeunesse, ou de l'âge adulte, mais on le trouve aussi bien plus tard.

On a invoqué les pressions, les traumatismes.

La théorie de Cohnheim a été ici invoquée comme pour le cancer.

On a tenté de démontrer la nature microbienne du sarcome. Franke (*Munch. med. Woch.*, 1888) décrit même le microbe du sarcome ; ce serait un bacille de 3 μ de longueur se développant dans un milieu acide ; mais jamais on n'a pu reproduire le sarcome par son inoculation, bien que la généralisation rapide et diffuse de certains sarcomes éveille l'idée d'une maladie infectieuse (Quénu). Virchow admet le caractère infectieux des tumeurs mélaniques. Bard (*Lyon médical*, 1885) pense que l'agent parasitaire est la granulation pigmentaire elle-même, et de fait, on voit les granulations envahir et infiltrer les cellules normales des organes voisins et les détruire.

Des différentes formes de sarcome.

Le sarcome peut se présenter sous plusieurs formes :

1° Le sarcome encéphaloïde (*tumeur embryoplastique de Robin, sarcome globo-cellulaire de Rinfleisch*) est ainsi dénommé, en raison de sa consistance qui rappelle celle du cerveau. Sa coupe blanc grisâtre donne au raclage sur le tissu frais un suc transparent qui devient trouble au bout de quelques heures ; les vaisseaux y sont très abondants, sa structure est exactement celle des bourgeons charnus. Cette variété se fait remarquer par son évolution rapide, les grandes dimensions que prennent les tumeurs, la généralisation surtout dans le poumon et la récidive après les opérations. Il subit à différentes périodes de son évolution la dégénérescence graisseuse, muqueuse et kystique. Les cellules embryonnaires de ce sarcome franchissent rapidement la membrane capsulaire, infiltrent les tissus voisins ; la tumeur est alors diffuse.

2° Sarcome fasciculé (*tumeur fibro-plastique de Lebert*). — Cette forme est caractérisée par la présence de cellules fusiformes ; la substance intercellulaire plus abondante que dans la précédente donne à la tumeur une consistance plus ferme, elle fournit peu de suc au raclage. Les cellules fusiformes sont juxtaposées et par leur accolement constituent des séries de faisceaux entre-croisés.

Son évolution est plus lente.

3° Sarcome myéloïde (*tumeur à myéloplaxes de Robin*). — Il contient les éléments de la moelle fœtale, c'est-à-dire de petits éléments analogues aux leucocytes appelés médulocelles, des cellules fusiformes et des myéloplaxes. Ces sarcomes sont en général mous, siègent le plus souvent sur le squelette, mais peuvent se retrouver dans les muscles, comme le montre l'examen histologique fait par M. Pilliet dans le cas qui fait l'objet de notre thèse. Les vaisseaux très développés formant un vrai système caverneux sont sujets aux ruptures.

Monod et Malassez (*Arch. de physiologie*, 1879) considèrent les myéloplaxes comme des cellules vasculairees embryonnaires déviées de leur but normal, arrêtées dans leur évolution. Dans ces sarcomes, ces éléments vasculaires avortés seraient susceptibles de s'anastomoser par leurs prolongements et joueraient peut-être un rôle dans la formation du système caverneux.

Telles sont les formes principales de sarcome. D'après Guitton, il n'existerait pas de sarcome mélanique primitif des muscles.

M. Varren cite plusieurs cas de ce genre.

1° Une jeune femme portait à la partie antérieure de la cuisse une tumeur du volume d'un œuf de poule environ, qui s'était formée depuis cinq ou six mois sans cause.

Elle était indolore. L'opération fit voir qu'elle siégeait dans l'épaisseur du muscle droit antérieur de la cuisse. L'examen de la tumeur montra qu'il s'agissait d'une mélanose. La majeure partie était formée de substance musculaire noire et indurée. Au centre se trouvait un kyste renfermant un liquide noir. La malade a guéri sans récidive.

2° En 1832, il opéra chez un homme une tumeur mélanique développée aux dépens du muscle trapèze. Il y eut deux récidives, et la mort ne tarda pas à survenir.

3° Il cite une troisième observation où la masse fibro-mélanique était développée dans l'intérieur du muscle droit antérieur de l'abdomen.

Au point de vue clinique, ce qu'il y a d'intéressant, je dirai même plus, de capital, c'est que le sarcome est une tumeur encapsulée. Au début, en effet, le sarcome qui s'accroît par le développement de ses propres éléments tend à s'isoler des autres tissus en les repoussant, les comprimant de telle sorte qu'il semble en quelque sorte enkysté, circonscrit ; c'est dans ce cas une tumeur encapsulée.

Mais malheureusement il n'en est pas toujours ainsi. Cette capsule du sarcome ne tarde pas, dans beaucoup de cas, à se rompre, à se laisser envahir ; la digue est brisée, les éléments embryonnaires infiltrent les tissus voisins qui, ne pouvant plus se défendre, sont détruits. C'est la forme diffuse du sarcome.

Telles sont les deux formes anatomo-pathologiques qui régissent tout traitement dans le cas de sarcome, comme nous essaierons de le montrer quand nous traiterons de ce sujet dans un autre chapitre.

Nous n'étudierons pas ici les rapports de la tumeur avec le muscle ; ce point d'anatomie pathologique étant traité très à fond par M. Pilliet dans l'observation qui constitue la base de notre thèse.

CHAPITRE III

Symptomatologie.

Les sarcomes présentent, au point de vue clinique, trois périodes :

1° La première période est la période de début.

2° La tumeur, après un volume assez considérable, a subi des modifications plus ou moins importantes dans sa structure.

3° La peau s'est ulcérée, le sarcome s'est fait jour au dehors.

Période de début.

Les sarcomes intra-musculaires, presque toujours à leur début forment des tumeurs indolentes. C'est par hasard en faisant sa toilette que le malade s'aperçoit qu'il est porteur d'une tumeur en un point quelconque du corps. C'est ce que nous retrouvons dans de nombreuses observations ; c'est ce qui s'est présenté chez notre malade, qui s'aperçut par hasard qu'il portait une tumeur à la partie postérieure du bras.

Quelquefois cependant ces tumeurs se trouvant en rapport avec quelques filets nerveux passant à leur niveau, attirent l'attention par les douleurs qu'elles déterminent.

Quand tout à fait au début, un malade, en cet état vient trouver un médecin, il est assez difficile sinon impossible à la vue de reconnaître la présence d'une tumeur. Si la tumeur est peu volumineuse il n'y a aucune trace de dilatation veineuse à ce niveau, point de changement de coloration de la peau ; souvent le malade est obligé d'indiquer le point précis ou siège la lésion.

Par le palper, on constate que la tumeur n'est pas douloureuse à la pression, qu'elle est dure, qu'elle est mobile sur les parties voisines et qu'elle n'adhère pas à la peau. On constate de plus qu'elle est mobile latéralement par rapport à la direction du muscle, transversalement par conséquent s'il s'agit du muscle triceps, comme dans notre cas, et que sa mobilité dans le sens vertical est très peu prononcée.

Enfin, fait important, si l'on fait contracter les muscles de la région, on voit que dès que la contraction commence la tumeur devient absolument immobile. Il s'agit donc d'une tumeur développée dans l'intérieur d'un muscle.

Deuxième période.

A mesure que la tumeur se développe elle peut subir une série de modifications dans sa structure qui en rendent le diagnostic assez difficile.

Quand elle a atteint un certain volume, elle fait relief sous la peau qui est parcourue par des veines gonflées, variqueuses, qui vont se perdre dans les parties voisines. Parfois, surtout si la tumeur a subi des explorations réitérées ou faites sans ménagements, on peut voir la peau prendre une coloration rouge, variant depuis le rose jusqu'au rouge violent. Elle conserve, surtout dans le premier cas, toute son épaisseur, sa consistance normale; souvent elle s'amincit, ou bien s'épaissit et semble reposer sur un véritable empâtement du tissu cellulaire sous-cutané.

Quand la tumeur a atteint ce volume elle est intéressante à étudier

1° Dans sa consistance ;

2° Dans ses rapports avec les organes voisins.

De la consistance et de la forme du sarcome.

Généralement les sarcomes ont une configuration arrondie et nettement limitée. Parfois cependant, ils présentent un certain nombre de bosselures, ce qui constitue le plus souvent un signe de mauvais augure, indiquant que les proliférations embryonnaires ont rompu la capsule. Mais, ce qui caractérise le sarcome, et surtout le sarcome encéphaloïde ou myéloïde, c'est la mollesse de ces tumeurs.

Le plus souvent dans ces cas, l'on trouve en un point, à la palpation, la tumeur dure ; au-dessus elle est molle, presque fluctuante, et plus bas il y a une zone où elle est franchement fluctuante. Ce dernier phénomène est en rapport avec la présence fréquente de kystes dans l'intérieur de la masse sarcomateuse. C'est ce qui explique les erreurs de diagnostic commises par les hommes les plus expérimentés.

Si l'on saisit la tumeur entre ses doigts, l'on voit alors que ses limites ne sont plus aussi précises ; on constate bien qu'elle est mobile sur les parties profondes, mais il est plus difficile de l'isoler. Dans la forme précédente, on pouvait avec la main en parcourir toute l'étendue ; maintenant tout ce que l'on peut dire c'est qu'elle n'est pas adhérente à l'os, qu'elle fait partie d'un muscle, parce que sous 'influence de la contraction musculaire elle s'immobilise, devient pas tendue, plus dure ; elle est soit dans le muscle, soit au-dessous de l'aponévrose.

Les phénomènes généraux sont variables à ce moment, suivant le siège de la tumeur et suivant les sujets. Si elle siège le long d'un nerf, elle est douloureuse, il y a des phénomènes de sensibilité se propageant dans la sphère du nerf touché. Elle peut comprimer des vaisseaux, artères, veines, et produire de ce fait de la gêne dans la circulation du membre. Enfin, si elle se trouve au niveau d'une articulation, elle peut gêner les mouvements de flexion du membre.

Période d'ulcération.

Au bout d'un temps variable, la tumeur continuant à faire des progrès, atteint un volume de plus en plus considérable ; la peau ainsi que tous les autres tissus est distendue. Peu à peu elle s'amincit de plus en plus, elle s'enflamme, rougit et livre bientôt passage à des fongosités rouges et saignantes ; l'ulcère est généralement circulaire et non limité par ces bords indurés qu'on observe dans le carcinome et qui attestent l'infiltration de la peau par les éléments de la tumeur. Les bourgeons sarcomateux s'élèvent au-dessus du niveau des parties voisines et saignent facilement ; il en résulte une nouvelle déperdition des forces qui hâte l'apparition de la cachexie. Les hémorrhagies prennent plus d'importance encore dans les formes pulsatiles, et ici une simple ponction expose à un écoulement de sang ; l'hémostase a pu devenir difficile et nécessiter la ligature de la principale artère du membre (Quénu). Mais ces ulcérations peuvent envahir les vaisseaux, et on a vu des grosses veines, la veine humérale ou crurale subir la thrombose.

Ainsi le docteur Hermann Tillmann, de Leipzig (*Arch. der Heilkunde*, 1876), aurait vu un sarcome de la jambe produire une thrombose avec développement sarcomateux dans la veine crurale et ultérieurement se généraliser aux vaisseaux.

C'est qu'en effet, c'est surtout par eux que se fait la généralisation du sarcome et rarement par la voie lymphatique, ce qui explique que dans le cas de tumeur sarcomateuse, on ne trouve pas souvent l'envahissement des ganglions, tandis qu'il n'est pas rare, comme nous l'avons dit, d'observer la pénétration des troncs veineux par les bourgeons du sarcomes. Alors le courant sanguin vient en détacher des parcelles qui cheminent vers les autres organes et s'y greffent, et cela surtout dans le poumon. Le sarcome dans sa marche envahissante peut ne respecter aucun tissu.

Une observation de M. Joffroy (1871), citée par Combet, nous montre un homme de 58 ans qui portait un sarcome des masses musculaires vertébrales. La tumeur augmentant sans cesse, perfora le canal vertébral et pénétra dans la veine cave qui fut trouvée à l'autopsie obturée par un bourgeon sarcomateux.

Marche.

Nous avons essayé de montrer la tumeur évoluant dès son début, se développant peu à peu, détruisant les tissus, les envahissant et en fin de compte se généralisant. Mais cette marche n'est pas toujours uniforme, elle procède souvent par poussées : telle tumeur après être restée longtemps stationnaire subit un développement rapide et atteint en quelques mois de grandes dimensions. Cette marche rapide est souvent accompagnée d'une élévation de température soit locale, soit générale, que M. le professeur Verneuil a appelée la fièvre des néoplasmes. Il a bien mis ce fait en évidence sur deux malades qui portaient chacun un sarcome de la cuisse et qu'il laissa au repos le plus absolu ; la fièvre continue chez l'un, rémittente chez l'autre, et qui avait persisté chez les deux lorsqu'ils n'étaient point débarrassés de leur tumeur, cessa au contraire dès qu'ils furent opérés.

Estlander, 1877 (*Nord méd.*), a constaté plusieurs fois une élévation thermique de 1°,4 à 1°,5 au niveau de la tumeur de plus que du côté sain, et il ajoute que cette élévation thermi-locale peut subir un rapide accroissement, et la fièvre se montrer très vite dans les cas où la tumeur offre une rapide augmentation de volume.

Cauchois (thèse Lemaréchal) a publié l'observation d'une jeune fille de 25 ans, portant à la partie moyenne du bras, depuis cinq mois, une tumeur assez volumineuse. La température, prise dans les deux aisselles, a donné, du 27 au 30 août et 1er décembre :

Du côté de la tumeur, 37°,9 — 38°,3 — 38°,4.

Du côté sain, 37°,6 — 37°,6 — 37°,7.

Pronostic.

Tout en étant moins grave que celui des cancers, il est très grave. En effet, rares sont les observations où le sarcome n'a pas récidivé, soit sur place, soit dans le poumon ou d'autres organes. On cite bien quelques cas où la guérison fut complète, mais ils sont malheureusement bien rares. On ne peut pas compter, en effet, comme cas de guérison le suivant, où, d'après l'auteur, il se serait agi d'une sarcomatose généralisée, et où l'ablation d'une seule des tumeurs aurait amené la régression de toutes les autres.

Obs. 1. — *Tumeurs multiples sarcomateuses. Guérison.* R. Tripier. (*Lyon méd.*, 16 juillet 1876.)

S. A..., 22 ans, jardinier, entre à l'Hôtel-Dieu, salle Saint-Charles, n° 43, le 11 juin 1875, pour des douleurs vagues qu'il éprouve depuis plusieurs années. Rien d'héréditaire. Pendant son enfance, il a eu de la fièvre intermittente et des crises épileptiformes.

Il n'offre à cette époque que des signes de bronchite généralisée avec toux quinteuse. Il a un peu maigri. Il a un peu d'œdème des jambes, mais pas d'albumine dans l'urine.

En examinant le malade le 24 juin, on s'aperçoit que ses doigts sont constamment demi-fléchis, que l'avant-bras est légèrement fléchi sur le bras, ce dont il ne se plaint nullement. Sentiment de raideur dans les membres, surtout dans les mouvements d'extension, qui, exagérés, deviennent douloureux. Du reste, l'extension complète des membres supérieurs est impossible. Pour obtenir l'extension des doigts, on est obligé de mettre les fléchisseurs de l'avant-bras dans le relâchement par la flexion de l'avant-bras sur le bras.

Les masses musculaires, épitrochléennes et épicondyliennes de chaque membre présentent une fermeté anormale. Il semble que la couche superficielle des parties saillantes soit indurée et forme une coque dure, résistante, enveloppant les parties profondes. En outre, on perçoit quelques petites nodosités au niveau du tissu musculaire superficiel. Ces altérations existent à un degré plus avancé à chaque bras. Les muscles de la région antérieure, et notamment le biceps, offrent une rigidité, une dureté à la superficie qui leur donne une consistance ligneuse. En outre, il existe dans le tissu musculaire superficiel, dans les interstices musculaires, et principalement le long de la gaine des vaisseaux, un grand nombre de petitestumeurs rondes, ovoïdes, dont la grosseur varie du volume d'un petit pois à celui d'une noisette. Ces tumeurs jouissent d'une certaine mobilité. Elles sont tout à la fois fermes, résistantes, et un peu élastiques. En les pressant même assez fortement on ne détermine pas de douleurs. Elles sont à peu près aussi nombreuses et disposées de la même manière sur chaque bras. C'est au niveau de la gaine des vaisseaux qu'on les trouve en plus grand nombre, puis dans les muscles de la région antérieure ; elles sont rares à la partie postérieure. Les muscles pectoraux de chaque côté sont le siège d'une grande quantité de tumeurs semblables à celles du bras, et, en promenant la main sur la poitrine, on sent glisser sous les doigts une quantité de petites billes.

Aucune tumeur ne fait de saillie apparente. Elles sont toutes sous-aponévrotiques ; cependant on trouve, à la partie antérieure et moyenne du bras droit, une petite tumeur de la grosseur tout au plus d'une lentille, qui paraît sous-cutanée.

Les membres inférieurs sont atteints à un léger degré. Il n'existe sur chacun aussi que quelques petites tumeurs de la grosseur d'un pois, situées assez profondément sur le trajet de l'artère fémorale, à la réunion de son tiers inférieur avec les deux tiers supérieurs. Rien de particulier sur les jambes, qui présentent seulement un peu de raideur dans les mouvements. Enfin on remarque sur chaque cou-de-pied un peu de tension et même de tuméfaction des tissus au niveau des tendons des fléchisseurs.

Tous les muscles accessibles au toucher ont été examinés avec soin et on n'a pas trouvé d'autres altérations que celles indiquées plus haut.

La peau est partout indemne. Quelques ganglions sous-occipitaux et inguinaux, mais très petits. On en trouve encore deux ou trois plus petits dans le creux axillaire.

La rate et le foie ne présentent rien de particulier. Sang normal.

Le début remonterait au mois de novembre 1874, par un peu de raideur le soir dans les membres supérieurs. Ce phénomène augmente de manière à faire cesser le travail avant la fin de la journée. Toutefois il ne gênait pas le malade d'une façon considérable, puisqu'en juin 1875 il ne se plaignit à M. Tripier que de sa toux, et que celui-ci découvrit par hasard les tumeurs.

Aucune cause à laquelle on puisse rattacher cette affection ; pas de syphilis, pas de rhumatisme.

Le diagnostic de Cysticerques qui fut proposé fut rejeté à cause du volume des tumeurs, de leur consistance, de leur disposition à peu près symétrique, surtout le long des vaisseaux du bras, et enfin à cause des indurations superficielles des muscles.

Traitement. — Iodure de potassium, 1 gramme, puis 2 grammes par jour. Toniques. Au bout d'une quinzaine de jours, intolérance de l'estomac pour l'iodure, qu'on est obligé de suspendre.

Pendant le mois de juillet, il y a eu une recrudescence de l'affection pulmonaire.

3 septembre. État général meilleur. Même attitude des membres supérieurs et même difficulté pour les mouvements d'extension. Les tumeurs sont plus nombreuses et on en trouve un grand nombre dans le triceps, qui n'existaient pas auparavant. Les plaques indurées que l'on remarquait sur les bras et les avant-bras paraissent s'être étendues. Les tumeurs des pectoraux sont aussi bien plus nombreuses. Depuis quelques jours un peu d'œdème des membres inférieurs tous les soirs. Liqueur de Fowler, 10 gouttes par jour.

Le 22. Hémoptysie considérable. Râles nombreux, pas de température. La liqueur de Fowler est remplacée pendant quelques jours par une infusion de trente centigrammes de poudre de feuilles de digitale.

8 octobre. Raideur plus grande dans les jambes. Plaque indurée sur les

parties saillantes des mollets, moins marquée que sur les membres supérieurs. Quelques tumeurs sur le trajet des vaisseaux cruraux. Petits ganglions inguinaux. On remplace la liqueur de Fowler par le sirop de protoiodure de fer (deux cuillerées par jour).

3 novembre. Toux plus fréquente. Violent point de côté. Tumeurs plus nombreuses que jamais. Raideur plus accentuée. A la place du sirop d'iodure de fer, on donne de l'huile de foie de morue à la dose de deux cuillerées par jour. Vin de quinquina. Frictions deux ou trois fois par jour sur les parties indurées avec une pommade à l'extrait de belladone (4 grammes pour 30 grammes d'axonge).

Pendant les mois de novembre, décembre et janvier l'état général s'améliore. La toux diminue ainsi que la raideur. L'huile de foie de morue n'a pas été abandonnée, bien qu'elle déterminât parfois des envies de vomir.

23 janvier 1876. On enlève une tumeur située dans le biceps du bras gauche. Suture entortillée ; bandage silicaté immobilisant le membre et l'épaule. Réunion par première intention.

La tumeur, grosse comme une petite noisette, avait la forme ovoïde un peu allongée et sa consistance était assez ferme. Elle était enveloppée par du tissu cellulaire, lâche, teint de sang, au milieu duquel se trouvaient quelques parcelles de tissu musculaire. La tumeur sur une coupe avait des surfaces de section lisse, d'une coloration rosée et d'une assez grande fermeté.

L'examen microscopique de la tumeur à l'état frais permet de constater qu'elle est constituée par les éléments du tissu conjonctif à ses différentes phases de développement.

Cependant, comme il paraissait y avoir beaucoup de jeunes cellules, il fallait s'assurer qu'il ne s'agissait pas d'une tumeur lymphoïde. M. Morat fit l'examen après durcissement et coloration et trouva dans une substance amorphe des amas de cellules séparées par des faisceaux longitudinaux remplis eux-mêmes de cellules. Celles-ci sont fusiformes et contiennent un ou plusieurs noyaux ; leurs prolongements sont plus ou moins longs, et dans certains points constituent des faisceaux conjonctifs. Quant aux amas de cellules, ils sont certainement constitués par des faisceaux identiques aux précédents, et vus sur une coupe, il y a un certain nombre de fibres élastiques. Les vaisseaux sont aussi assez nombreux. Aucune trace de tissu réticulé. Sarcome évident.

A la fin de février on est frappé de la facilité des mouvements du malade. Le volume et le nombre des tumeurs ont diminué considérablement. Les indurations superficielles ont à peu près disparu. Le commencement de cette régression avait dû se faire avant l'ablation de la tumeur du bras.

Juillet 1876. L'extension des membres se fait très bien. Les muscles sont normaux. La plus grande partie des tumeurs a disparu. On en retrouve quelques-unes notablement diminuées de volume dans les pectoraux, quelques-unes aussi à la partie interne de chaque bras, le long de la gaine des vaisseaux ; mais on a beaucoup de peine à en découvrir des traces dans les muscles des bras et des avant-bras. La raideur des membres inférieurs ne se fait presque plus sentir et le peu de gêne qui se produit dans la marche provient d'un peu de détension et de tuméfaction des extenseurs sur le cou-de-pied.

Cette disparition, d'abord difficile à apprécier, paraît s'opérer rapidement et il n'est pas douteux que la guérison ne soit bientôt complète. En outre, l'état général est excellent, bon appétit et toux insignifiante.

En juin 1881, M. Augagneur rapporte que M. Tripier voit son malade chaque année et, que depuis 1876 l'état général demeure excellent et qu'aucune tumeur n'a reparu.

CHAPITRE IV

Diagnostic.

Reconnaître un sarcome primitif des muscles est chose difficile dans les deux premières périodes que nous avons décrites.

Dans la première période, alors que la tumeur est petite, dure, le premier point à établir est d'abord de savoir si la tumeur est intra-musculaire. Nous avons vu précédemment comment il fallait procéder pour arriver à ce résultat.

Nous avons une tumeur intra-musculaire. Quelle est cette tumeur? Est-ce un lipome ou un sarcome?

Les lipomes des muscles sont assez rares. On compte les observations.

Volkmann a extirpé un lipome gros comme un œuf de cane, situé dans l'épaisseur du demi-membraneux. D'autres ont été décrits, dans le couturier (Farabeuf), dans le biceps brachial (Laboulbène, Reclus, Calot), dans le grand pectoral (Hartmann).

Il se présente sous la forme d'une masse molle, à surface irrégulière, lobulée, indolente ; mais si les lobules sont peu serrés, il arrive de sentir une crépitation particulière qui mettrait sur la voie du diagnostic ; de plus, ils évoluent très lentement et sont parfois symétriques.

L'enchondrome isolé est très rare. On en a signalé dans les muscles de l'éminence thénar, dans le triceps crural, dans le triceps brachial. Il est probable que le diagnostic a été très difficile quoique, d'après Guitton, leur dureté particulière et les petites bosselures qu'ils présentent dussent les faire reconnaître assez facilement.

Les gommes musculaires syphilitiques sont très fréquentes; aussi doit-on toujours songer à leur présence lorsqu'on a affaire à une tumeur musculaire. A leur début, elles restent assez longtemps solides et peuvent offrir beaucoup de points communs avec les sarcomes. Le diagnostic sera basé sur les antécédents et sur la marche, elles tendent, sans atteindre un grand volume, à se ramollir; elles offrent bientôt une véritable fluctuation, et la tumeur s'entoure d'une sorte d'empâtement; la peau envahie adhère puis s'ulcère, et il s'échappe un liquide séro-sanguinolent un peu louche. Enfin, dans les cas de doute, le traitement spécifique serait la véritable pierre de touche.

Il n'y a pas lieu, je crois, de faire le diagnostic entre le sarcome et le fibrome. L'existence du fibrome des muscles est fort problématique. Les faits groupés sous ce titre se rapportent, pour la plupart, à des sarcomes ou à des scléroses consécutives à une myosite chronique (Lejars. *Traité de Chirurgie*, t. I, p. 803).

Différencier le sarcome de l'angiome musculaire n'est pas chose facile, surtout lorsque la tumeur porte sur des muscles situés assez profondément. Ainsi, d'après M. Lejars (*Traité de Chirurgie*), le diagnostic d'angiome n'a encore été porté qu'une seule fois, et il existait en même temps une tumeur érectile sous-cutanée pulsatile. Comme bon signe diagnostique, M. le professeur Tillaux, d'après Guitton, fait remarquer que les bosselures du sarcome, généralement grosses et arrondies, ramollies souvent à leur partie la plus saillante, ne ressemblent en rien aux petits lobules, aux granulations souvent rencontrées dans l'angiome. M. Guitton cite une observation de Nélaton : Une jeune fille portait une tumeur de l'avant-bras depuis sa naissance. Cette tumeur, mobile sous la peau, adhérait au muscle rond pronateur avec lequel elle faisait corps. Elle présentait des bosselures, les unes dures, les autres molles. Il n'y avait pas de ganglions engorgés dans l'aisselle. La tumeur ayant crû depuis peu, M. Nélaton avait pensé que ce pouvait être une petite tumeur fibro-plastique. Le produit, enlevé et examiné par M. Robin, contenait du tissu érectile entouré de graisse et de tissu fibreux.

Les gommes tuberculeuses des muscles sont rares. Le plus souvent elles sont multiples. Nous ne chercherons pas d'ailleurs à élucider ce point de diagnostic.

Les kystes hydatiques des muscles sont très difficiles à diagnostiquer du sarcome à la première période. Ils ont été bien étudiés par E. Marguet dans sa thèse de 1888.

En effet, si le kyste hydatique est peu tendu, on peut percevoir nettement la fluctuation. Mais si le liquide vient à distendre outre mesure la poche : ou bien simplement s'ils sont bridés fortement par le muscle, le diagnostic devient impossible.

En effet, ils présentent mêmes symptômes à l'examen. Comme marche, fréquemment ils ressemblent au sarcome. Comme lui, ils ont pu être précédés par une contusion ; comme lui, ils peuvent évoluer assez rapidement. Nous ne donnons pas ici, bien entendu, comme moyen de diagnostic la ponction qui bien évidemment trancherait rapidement la question.

Les *hématomes* des muscles sont parfois d'un diagnostic assez difficile. Ce sont des tumeurs bosselées, d'une consistance parfois ferme, et au cas où cette consistance serait assez considérable pour se rapprocher de celle des sarcomes, la connaissance de la cause, l'existence d'une ecchymose dévoileraient le diagnostic.

Pour M. Després, « les hématomes anciens ne peuvent guère être distingués des tumeurs solides telles que cancer, ossifications, etc. ».

Guitton, dans sa thèse, fait remarquer, qu'outre la lenteur du développement, les commémoratifs d'un traumatisme violent et d'une ecchymose, accompagnés d'une impotence fonctionnelle plus ou moins persistante, permettront, dans le cas d'hématome enkysté, d'éviter l'erreur. Cela est vrai pour la plupart des cas, mais encore ne faut-il pas oublier que nombre de sarcomes semblent reconnaître pour point de départ un traumatisme.

A la deuxième période, le diagnostic est plus facile, mais il y a encore beaucoup d'erreurs commises.

Quand le sarcome s'est ramolli, il peut présenter une mollesse telle que souvent il a été pris pour un abcès froid et cela, à plus forte raison, quand une fluctuation franche était perçue.

Aussi la plupart des malades venus à l'hôpital dans ces cas ont-ils subi une ou plusieurs ponctions de la part des médecins ou chirurgiens. Et cela se comprend quand on songe à la gravité du pronostic dans le cas de sarcome; le médecin espère toujours que ce sera un abcès.

Ce diagnostic peut cependant être facilement établi. Dans le sarcome, en effet, l'on n'a pas ce bourrelet qui limite l'abcès ; de plus, celui-ci est concomitant à des lésions osseuses ou articulaires qui ont leurs symptômes propres et qu'il sera facile de retrouver par un examen un peu attentif des os, des articulations avoisinantes ou de la colonne vertébrale dans le cas d'abcès froid par congestion.

OBSERVATIONS

Obs. 1. — Vignes. Thèse, Paris, 1862.

A. Bérard opère une fillette de 12 à 13 ans, dont la tumeur siégeait dans l'épaisseur du grand pectoral. Il y eut une récidive au niveau de la plaie. Mort au bout de quelques mois. Le grand-père et la grand'mère étaient morts tous deux d'affections cancéreuses.

Obs. 2. — *Tumeur du muscle grand fessier*. Vignes. *Loc. cit.*

Homme de 66 ans. Début deux mois avant. La tumeur s'était développée au niveau de la fesse et se fixait par la contraction du muscle grand fessier.

Examen histologique fait par M. Luys, qui fait le diagnostic de tumeur fibro-plastique.

Obs. 3. — *Sarcome mixte du poplité*. Vignes. *Loc. cit.*

Femme de 46 ans. Début vingt mois avant, au niveau de la partie supérieure et postérieure de la jambe. On fait le diagnostic de cancer encéphaloïde. L'opération démontre que la tumeur s'était développée aux dépens du muscle poplité.

Microscopiquement, elle était constituée par des noyaux embryoplastiques et des corps fusiformes.

Obs. 4. — *Sarcome des muscles vaste externe et fessier moyen*. H. Lebert. *Anat. pat. générale*, t. II, obs. 506.

Femme de 29 ans. Entrée le 27 novembre 1856 à l'hôpital de Zurich. Morte le 28 décembre.

A l'*autopsie* : aucun organe interne malade. La partie supérieure du muscle vaste externe est le siège d'une tumeur sarcomateuse du volume d'un œuf de poule; une tumeur semblable plus petite se trouve près de l'attache du muscle fessier moyen.

Obs. 5. — *Myoma cysticum*. Billroth. *Arch. Virchow*, 1856, p. 172.

Femme de 24 ans. Pas d'antécédents héréditaires ni personnels.

Début deux ans et demi avant (automne, 1852), par une petite tumeur profondément située au-dessus du coude gauche ; en six mois elle devient grosse comme un œuf de poule,et provoque alors de la raideur et de l'engourdissement dans les quatrième et cinquième doigts, avec conservation de la sensibilité et de la mobilité.

Un an après le début : opération et ablation, guérison que la malade croyait complète, cessation des douleurs dans les quatrième et cinquième doigts.

Récidive quatre mois après (été de 1853), mêmes sensations ; en mars 1855, la tumeur est grosse comme un œuf d'oie, et provoque une douleur dans l'avant-bras comme dans les quatrième et cinquième doigts, avec œdème de l'avant-bras et de la main. Nouvelle opération.

Nouvelle récidive en juin 1855. Évolution beaucoup plus rapide. Nouvelle extirpation le 25 juin 1856.

Obs. 6. — Vignes. *Loc. cit.*

Homme de 70 ans. Fait un faux pas en 1854, à la suite duquel il ressent une douleur très vive dans la cuisse droite. Deux mois après apparait une petite tumeur qui n'a augmenté rapidement que depuis le commencement de décembre 1859.

Le 8 mai 1860, elle est grosse comme le poing. Elle siège dans l'épaisseur du droit antérieur et se fixe par sa contraction. Elle présente dans un point une mollesse lipomateuse.

Demarquay l'opère le 8 mai 1860. On constate que la tumeur fait corps avec le droit antérieur à son union avec son tendon. Quatre récidives. Le malade a été perdu de vue.

Obs. 7. — *Myxo-sarcome du muscle du mollet.* Billroth. *Chir. klinik. urin.* Wien, 1869-1870, p. 365.

Obs. 8. — *Rapid malignant infiltration of the muscle of the thight.* Savary. *British med. Journal*, 19 octobre 1872, p. 442.

Jeune fille de 17 ans, opérée le 21 août 1872 par M. Baker, pour une tumeur maligne diffuse de la partie inférieure du muscle droit de la cuisse. Pas trace de capsule. Sarcome médullaire. A cette époque on avait fortement demandé aux parents d'autoriser l'amputation. Refus. Depuis lors la tuméfaction du membre avait augmenté et pas de cicatrisation ou du moins très peu.

Actuellement le membre était très tuméfié dans la région de la hanche et de la fesse, et la jeune fille devait certainement succomber rapidement à moins qu'une amputation arrêtât la maladie. M. Savary fit l'amputation de la cuisse à deux lambeaux, antérieur et postérieur.

OBS. 9. — *Fibrome mou kystique du muscle temporal*. NICOLADONI. Zur Casuistik der Tumoren. *Deutsch. Zeitschrift fur Chir.*, 25 juillet 1873.

Tumeur molle, kystique, remplissant la fosse temporale et la fosse sphéno-maxillaire sans adhérence aux os. Extirpée avec succès. Traumatisme antérieur.

Nous le considérons comme un fibro-sarcome, parce que Nicoladoni décrit immédiatement après une tumeur exactement semblable au point de vue anatomique, siégeant dans la paroi abdominale antérieure et ayant récidivé après une première opération.

OBS. 10. — *Tumeur du mollet (sarcome); amputation de la jambe. Mort. Généralisation reconnue à l'autopsie*. CHUQUET. *Bull. de la Société anatomique*, 1877, p. 583 (résumée).

Femme de 66 ans. Début de la tumeur dix mois avant. Au moment de l'entrée à l'hôpital toute la partie postéro-supérieure de la jambe droite est envahie. La peau, couverte d'un réseau veineux, n'est nulle part adhérente; système ganglionnaire intact. Pas de troubles nerveux ni sensitifs.

Opération, 28 novembre 1877. — La tumeur siège dans le soléaire. Amputation de la jambe au quart supérieur.

Mort le 13 décembre d'infection purulente.

AUTOPSIE. — Généralisation. Noyaux pulmonaires.

Histologiquement la tumeur est un sarcome embryonnaire.

OBS. 11. — *Lympho-sarcome de la cuisse*. Obs. 1 de LEMARÉCHAL (résumée).

Pas d'histoire clinique. Tumeur grosse c mme le poing, développée primitivement dans les muscles de la cuisse, et envoyée au laboratoire du Dr Lutteux par le Dr Milliardet, professeur à la Faculté des sciences de Bordeaux.

OBS. 12. — *Cysto-fibro-sarcome du muscle triceps fémoral*. GROSS (de Nancy). *Soc. chir.*, 1880, t. VI, p. 2.

F..., cultivateur, âgé de 40 ans, entre le 16 août 1888 dans le service de M. Gross, à l'hôpital Saint-Léon. Cet homme a été bien portant jusqu'en juin 1876. A cette époque, il a remarqué à la face antérieure de la cuisse gauche, dans l'union du tiers supérieur et moyen, un petit nodule du volume d'un gros pois dur, roulant sous la peau. Ce nodule, né sans cause appréciable, est indolore; il a grossi lentement jusqu'en mai 1877. A partir de cette époque, il a rapidement augmenté et est devenu le siège de douleurs lancinantes. La marche est pénible.

1er décembre 1877. F... entre dans le service de M. le professeur Rigaud. A cette date, la tumeur mesurait 12 centim. de long sur 10 de large ; elle était bosselée, d'une consistance ferme et élastique, sans fluctuation, mobile sur les tissus profonds, sans connexion avec le fémur, ni avec la peau qui était saine.

Les ganglions inguinaux étaient intacts, les veines superficielles légèrement dilatées, pas d'œdème. État général satisfaisant. Une ponction, faite avec le trocart Kuss, permet de reconnaître la nature sarcomateuse de la tumeur qui siégeait sous l'aponévrose.

L'ablation en est faite le 4 décembre 1877. Le microscope montre qu'il s'agit d'un sarcome fuso-cellulaire, mélangé d'éléments globuleux. F... sort guéri le 19 janvier 1878.

Le 16 juillet, il entre dans le service du professeur Simonin, pour une récidive dont le début remontait au mois de mars.

6 août. La cuisse est occupée par une énorme tumeur qui s'arrête en haut à deux travers de doigt de l'arcade et en bas à 4 travers de la rotule : elle a 35 centim. de long et 42 centim. de large, formant un énorme croissant qui enveloppe les deux tiers antérieurs de la cuisse. Un sillon transversal semble la séparer en deux lobes dont l'inférieur nous présente de la fluctuation. La tumeur est mobile sur le fémur. La peau est altérée, violacée, adhérente, parcourue par des veines volumineuses ; l'ancienne cicatrice est altérée. Les articulations du genou et de la hanche sont intactes. Aucun indice de généralisation.

Le 3 septembre. Désarticulation coxo-fémorale. Par la dissection, on reconnaît que l'énorme tumeur qui mesure 13 centim. de circonférence est située tout entière dans le triceps fémoral. C'est un sarcome fuso et globo-cellulaire dont la structure et la consistance varient selon les points, et qui, dans sa moitié inférieure, présente une cavité d'où s'écoule environ un litre de liquide brun, de consistance visqueuse ; les parois de la cavité présentent des filaments nombreux. Analyse du liquide par M. Ritter :

Densité	1021,4
Eau	918,90
Résidu solide	81,10
Ce dernier se compose de matières organiques	69,17
Dont solubles dans l'éther	3,10
Sels	11,93

Les sels sont principalement des phosphates, des chlorures, puis des sulfates à base de chaux, de magnésie, de sodium, de potassium. La matière soluble dans l'éther est de la cholestérine. Les matières albumineuses sont de la paralbumine. Il n'y a pas de mucine, ni colloïdine.

Suites de l'opération. — Prostration considérable. Suppuration de la plaie.

Dès le 14, onze jours après l'opération, un bourgeon sarcomateux naît à un des angles de la plaie; d'autres suivent et sont traités par la pâte de Canquoin.

La récidive fait peu à peu des progrès. La généralisation de la néoplasie devient manifeste, et la mort arrive le 15 mars, six mois après l'opération.

AUTOPSIE. — On trouve des noyaux sarcomateux de tous les côtés. Il existe une cinquantaine de tumeurs au moins.

OBS. 13. — *Myxo-sarcome du muscle couturier.* VOLKMANN. *Beitrag für Chirurgie,* 1891, p. 249.

OBS. 14. — *Sarcome alvéolaire primitif des muscles de l'avant-bras chez un enfant de 9 ans. Désarticulation du coude. Récidive. Généralisation.* DAHL. *Hosp. Titende*, Bd. V, p. 657 (résumée).

Garçon de 9 ans. Début sept mois avant. Siège à la face palmaire de la partie supérieure de l'avant-bras. On pense à un ostéo-sarcome et on ampute l'avant-bras. Le néoplasme siège exclusivement dans les muscles et le tissu intermusculaire. Tous les muscles sont remplacés par le tissu nouveau.

Le 15 janvier 1878 le même enfant rentre à l'hôpital, se plaignant de vives douleurs dans le genou et la jambe. On sent une tumeur tout le long du fémur. Plus tard on trouva de nouvelles manifestations en d'autres points du corps.

Il mourut dans le marasme le 29 mai suivant.

AUTOPSIE. — Noyaux dons le cœur, les poumons et d'autres muscles. Histologiquement, sarcome embryonnaire.

OBS. 15. — *Myxome des muscles adducteurs de la cuisse.* KOENIG, BILLROTH et PITHA. *Loc cit.*

OBS. 16. — *Sarcome des parties molles (muscles) des bras.* G. PETERS. *Med. News*, 1883, p. 279.

Auguste B..., 35 ans, cuisinier, entre à Saint Luke's hospital à New-York, le 20 septembre 1882. Quatre mois avant son entrée, le malade s'aperçut d'une tumeur grosse comme une noix à la partie postérieure du tiers inférieur du bras droit. Pas de traumatisme antérieur. Elle augmenta lentement sans douleur. Elle se ramollit sous l'influence de cataplasmes. Les douleurs sont survenues en janvier 1882, et la douleur augmenta surtout à la partie interne du bras. Incision. Issue d'une assez grande quantité de liquide sanguinolent.

Immédiatement après l'entrée à l'hôpital on élargit l'incision; en explorant la cavité on a trouvé des caillots, des masses charnues qui, sectionnées, montrèrent une surface verdâtre avec des taches jaunes. État général médiocre.

État à l'entrée, le 20 septembre 1882. On constate à la partie interne du bras droit une grosse tumeur qui double la circonférence du bras; elle mesure sept pouces de longueur et neuf et demi de largeur. La tumeur remonte jusqu'à l'insertion du muscle deltoïde; en bas, elle s'étend jusqu'à l'extrémité de l'humérus, molle, fluctuante, et non adhérente à l'os, mais apparaît limitée au muscle triceps et largement fusionnée avec. Elle semble encapsulée, pas de lobulation. Dans une partie voisine de l'insertion du deltoïde, se trouve un point induré. La peau qui recouvre la tumeur est rouge et adhérente. Par l'incision interne s'écoule du liquide sanguinolent.

Examen microscopique. — Sarcome mixte.

Le malade ayant eu plusieurs hémorrhagies dont une assez abondante, on se décide à l'opérer pour en éviter le retour. Désarticulation de l'épaule le 12 octobre. La réunion ne se fit pas complètement, on fut obligé d'endormir de nouveau le malade le 15 décembre 1882, parce qu'il avait quelques collections purulentes avec élévation de température, et on lui fit un pansement de Lister.

Il commença à tousser à partir du 30 janvier, présenta des signes de pleurésie; une ponction capillaire faite dans la plèvre droite amena du liquide sanguinolent. Il fut transféré dans un service de médecine où on lui retira, par ponction, seize onces de liquide sanguinolent. La dyspnée continua, on fit une seconde ponction qui ne donna rien et fit songer à une infiltration sarcomateuse du poumon droit. Le malade meurt quelques jours après.

AUTOPSIE. — Adhérences anciennes au sommet de la plèvre gauche. Dans la cavité droite une pinte de liquide séro-sanguin. Poumons : contiennent de nombreux noyaux sarcomateux. Rate, rien. Au niveau du moignon il y a une tumeur sphéroïde analogue aux noyaux trouvés dans le poumon.

Au microscope c'est un sarcome mixte fuso et globo-cellulaire; les noyaux secondaires dans le poumon et au niveau de la récidive présentent les mêmes caractères.

OBS. 16. — *Sarcome des parties molles (muscles), avant-bras.* G.-A. PETERS. *Loc cit.*

Julia C..., née aux États-Unis, 21 ans. Entrée à New-York hospital en août 1882. Femme bien portante et vigoureuse, pas d'accidents héréditaires, ni personnels de syphilis ou de cancer. A commencé à souffrir en décembre 1881, d'une petite tumeur siégeant à la partie inférieure de l'avant-bras droit. Douleur légère, tantôt pulsatile, tantôt lancinante. Augmentation minime jusqu'à juillet 1882; survint alors une inflammation phlegmoneuse avec tuméfaction rapide; depuis lors, large ulcération ronde qui augmente depuis en volume et en profondeur. Douleurs très violentes. Suintement très fétide depuis lors. État général peu atteint.

État actuel. — La lésion occupe le côté cubital de l'avant-bras au tiers moyen; c'est une ulcération irrégulière, circulaire, de deux pouces de diamètre. Bords élevés et éversés, creusés et entourés d'une auréole noirâtre. La surface est irrégulièrement excavée, présentant un aspect fongueux; tissus environnants indurés et épaissis. L'induration et l'œdème s'étendent jusqu'à l'articulation du coude. Glandes axillaires indemnes. Mouvements conservés, sauf la supination complète impossible.

Traitement, médical jusqu'au 15 septembre où l'on fait l'amputation, circulaire à l'union du tiers moyen avec le tiers inférieur du bras. Guérison avec suppuration ayant empêché la réunion par première intention, et lorsque la malade sortit, le 24 octobre 1882, elle conservait une légère ulcération de la partie gauche du moignon.

Examen microscopique par M. le Dr Peabody; il démontre qu'il s'agissait d'un sarcome globo et fuso-cellulaire.

La malade, revue au début de février quelques jours avant la communication, ne présentait pas de récidive.

OBS. 17. — *Cysto-sarcome des muscles radiaux du côté gauche,* par le Dr LOUIS VERON. *Archiv. génér. de médecine,* septembre 1883, p. 345.

Ahmed ben Mohamed, 47 ans, ex-tirailleur, blessé en 1859 à Magenta.

Entré le 9 décembre 1882. Début il y a deux ans. A cette époque, il s'est aperçu de la présence d'une petite tumeur de la grosseur d'une noisette, située au tiers inférieur de l'avant-bras à sa partie externe. Cette tumeur a peu à peu augmenté de volume, sans douleur, sans phénomènes généraux, en montant en haut vers le coude.

Il y a seulement trois mois que des douleurs se sont fait sentir et ont forcé le malade d'interrompre son travail.

État actuel. — On constate sur la face postéro-interne de l'avant-bras l'existence d'une tumeur de forme ovoïde dont la grosse extrémité est en bas. Cette tumeur a $0^m,13$ sur $0^m,08$.

Pas de changement de couleur de la peau, pas de chaleur, pas de battements, pas de bosselures. La tumeur est plus dure à son extrémité inférieure qu'à son extrémité supérieure où l'on a une sensation de fluctuation.

Pas de douleurs spontanées dans cette tumeur, mais la pression y éveille une certaine sensibilité; le mouvement et le travail y déterminent également une légère souffrance.

La peau glisse facilement sur la tumeur qui, à son tour est mobile sur le squelette.

Les mouvements de pronation et de supination ne modifient ni sa consistance, ni son volume. Les mouvements des muscles radiaux ont au contraire une nfluence très nette. Leur contraction dévie la tumeur : elle descend ou s'élève avec les mouvements de descente et d'ascension de ces muscles. Elle est mobile suivant le sens transversal de leurs fibres musculaires, mais elle est fixe au contraire quand on cherche à la déplacer dans le sens longitudinal.

Ponction à l'aide d'une aiguille de Pravaz, au niveau de la partie fluctuante, mais on ne retire que deux ou trois gouttes de liquide sanguinolent collant au doigt, qui, placé sous le microscope, ne contient que des éléments de régression.

Pas de syphilis, pas de ganglions.

Diagnostic : cysto-sarcome des muscles radiaux.

Opération, le 12 décembre 1882.

Guérison par première intention dans la moitié inférieure de la plaie ; au bout de vingt-cinq jours la cicatrisation est complète partout.

Examen microscopique. — C'est un sarcome mixte.

OBS. 18. — *Alveolar sarcoma of triceps (recurrence) one lymphatic gland infected (cord specimen).* BARLING. *Trans. Path. Soc. Lond.*, 1884-1885, t. XXXVI, p. 414.

Jeune fille de 20 ans. La tumeur primitive a commencé en 1880, elle était alors de la grosseur d'un haricot, située au-dessous du milieu du triceps. Au premier examen on a trouvé un ganglion augmenté de volume. La tumeur, occupant la moitié à peine du muscle, a été disséquée de l'humérus, ainsi que le ganglion qui était adhérent au cubitus et au nerf radial. Date de l'opération : février 1884. Elle est revenue en janvier 1885 avec une récidive ; on a procédé à la désarticulation de l'épaule. On a trouvé un ganglion envahi.

OBS. 19. — *Round celled sarcoma of peroneus longus (cord specimen).* GILBERT BORLUIG. *Loc. cit.*

Femme de 28 ans. Antécédents de phtisie ; strumeuse ; rien autre chose à signaler.

Tumeur notée en 1873 (douze ans avant) ayant augmenté lentement jusqu'à la première grossesse, il y a deux ans. Depuis lors elle a augmenté plus rapidement sur le haut et sur le bas, surtout pendant les derniers six mois. La jambe montre une tuméfaction mal définie sur le côté externe, s'étendant presque sur toute la longueur de la jambe, fluctuante au milieu.

Amputation du membre le 4 janvier 1885, au tiers inférieur. Par la dissection on vit que la tumeur était limitée au long péroné ; elle était comprise dans la gaine du muscle, mais présentait de plus une capsule propre. La tumeur était fusiforme, s'étendant de la tête du péroné aux malléoles. Elle avait un diamètre de deux pouces. Il restait quelques fibres musculaires saines et le tendon était complètement intact.

Pas de récidive jusqu'ici (19 mai 1885).

OBS. 20. — *Sarcome calcifié des muscles du dos*, par M. LE BEC. *Gaz des hôp.* 14 septembre 1886, nº 107.

Ernest B..., 27 ans, cocher d'omnibus, entre à l'hôpital Saint-Joseph, le 4 novembre 1885, pour une tumeur placée au milieu de la région dorsale.

Cet homme raconte qu'à l'âge de 4 ans on a dû lui faire une opération à l'endroit où s'est formée la tumeur, et qu'on lui a retiré un fragment d'os. Blennorrhagie à 19 ans ; fièvre typhoïde sans incidents à 22 ans. Syphilis à 25 ans.

Le malade porte entre les deux omoplates une tumeur ayant 14 centim. de hauteur sur 10 de large. Elle fait une saillie de 4 centim. environ.

Cette masse existe depuis très longtemps, et elle aurait paru peu de temps après l'opération, subie à l'âge de 4 ans. Elle est restée du volume d'un œuf et ne s'est développée qu'au commencement de l'année 1885.

La peau présente une large cicatrice, trace de l'opération pratiquée pendant l'enfance. La tumeur est *très fluctuante*. On voit toutefois qu'elle contient des parties très dures, à gauche surtout.

La respiration et la toux sont sans effets sur elle.

La pression en masse n'est que peu douloureuse et ne semble pas réduire le volume.

Sur les apophyses épineuses est un point très douloureux, juste à la partie supérieure de la tumeur.

On ne trouve rien aux omoplates ni aux côtes, ainsi que dans les plèvres.

Le malade dit souffrir toujours un peu de sa tumeur. Dans le bras gauche il sent quelques fourmillements à l'extrémité des doigts, et il a un engourdissement de tout le bras. Quand on comprime la tumeur ou qu'elle reçoit un choc accidentel, c'est un élancement douloureux qui ne dure que quelques secondes.

On fit une ponction exploratrice dans les parties molles, mais sans le moindre résultat; ce qui fit rejeter l'idée d'un abcès froid venu de la colonne vertébrale, pour admettre un lipome et un sarcome.

Opération, le 7 novembre. — Le malade étant anesthésié, je fais au bistouri une incision verticale de 15 centim., passant par le milieu de la tumeur. Je traverse une couche épaisse de tissu fibreux et je tombe sur une capsule bien nettement formée, qui une fois ouverte me permet de faire l'énucléation de la plus grande partie de la tumeur. Puis ouvrant deux autres loges, je retire deux autres masses du volume d'une noix. Ces dernières sont fortement adhérentes à leur capsule d'enveloppe que je retire en entier.

La masse principale, du volume des deux poings, était placée au-dessus de la colonne vertébrale, dont les apophyses épineuses ne sont cependant pas découvertes. Elle s'était formée au milieu du muscle trapèze dont une partie est enlevée, ce qui laisse à nu les fibres du splénius. Les autres masses, plus petites et isolées, se portaient sur l'omoplate gauche. Elles s'étaient infiltrées sous le trapèze, et avaient contracté des adhérences très fortes avec le rhomboïde. Il fut nécessaire de retirer une partie des fibres musculaires les plus adhérentes à la production morbide.

La tumeur est gris rosé. Elle est formée de masses arrondies juxtaposées, retenues entre elles par des lames de tissu fibreux. On peut facilement la subdiviser en masses plus petites de forme globulaire dont quelques-unes se détachent comme d'une série de loges.

Ce qu'il y a de plus remarquable, c'est la présence de noyaux calcifiés dont quelques-uns sont du volume d'une noisette et qui sont répandus çà et là dans la masse principale. Leur teinte est jaunâtre et leur consistance assez ferme, mais on peut cependant les diviser avec le bistouri.

En faisant une coupe médiane de la tumeur, on voit que le tissu est assez ferme. La surface de section prend immédiatement une forme très bombée, comme si le tissu avait une tendance à sortir d'une enveloppe où il serait à l'étroit.

C'est au point que les deux moitiés s'écartent avec force, et qu'il est impossible de les juxtaposer pour rétablir les formes primitives de la tumeur.

Examen de Dubar : sarcome développé dans le muscle grand dorsal, avec de nombreux noyaux de calcification. Mais nulle part trace d'ossification.

Le 18. Le malade sort.

15 juin 1886. Le malade, conducteur d'omnibus, est revu souvent par M. Le Bec. Il ne ressent pas la moindre douleur.

Obs. 21. — *Sarcome musculaire*, par M. Vincent. *Lyon méd.*, 1888, 30 décembre, p. 620.

Le 30 décembre 1888, M. le Dr Vincent présente un sarcome musculaire développé chez un enfant de 5 ans et ayant envahi tout le triceps.

Le diagnostic était difficile ; on pouvait songer à un lipome, un syphilome. Tout le muscle a dû être enlevé, mais ses attaches aponévrotiques paraissaient indemnes. Pas d'engorgement ganglionnaire.

OBS. 22. — *Sarcome du deltoïde gauche sur un enfant de 13 ans et demi. Ablation.* (Recueillie dans le service de M. le Dr TILLAUX.)

Joseph B..., 13 ans et demi, employé, entre le 24 mai, salle Michon, lit n° 33. Rien de particulier à noter dans ses antécédents. Il y a un an, il a découvert au niveau de son épaule gauche une petite tumeur qui depuis a doublé de volume et présente actuellement la grosseur d'un petit œuf de poule.

Cette tumeur siège dans la région antéro-externe de l'épaule gauche ; elle est lisse, régulière, très résistante, avec un point bosselé plus dur que les autres. On n'y trouve pas de fluctuation. La surface cutanée ne présente aucune modification de coloration ou de vascularisation à son niveau. La peau est mobile sur elle. Elle-même est très mobile transversalement et de bas en haut ; un peu moins de haut en bas, et on peut constater qu'elle est rattachée à la partie supérieure de la région par un pédicule.

Cette mobilité diminue lorsque, disant au malade de porter le bras dans l'abduction et s'opposant à ce mouvement, on fait contracter le deltoïde. Sa mobilité diminue sans que son volume et sa forme se modifient ; elle ne subit ni affaissement, ni aplatissement. Son indépendance avec le squelette est facile à constater, si, le saisissant d'une main, on parvient avec l'autre à faire exécuter au bras des mouvements de rotation en dedans et en dehors.

Cette tumeur n'a jamais occasionné de douleurs : elle est indolente à la pression, et la douleur ne se produit pas à son niveau même après des mouvements de bras très prolongés et répétés. Il existe seulement alors une légère sensation de gêne et de pesanteur. Pas de douleur dans le bras et l'avant-bras correspondant. Les ganglions claviculaires et axillaires du même côté sont indemnes. État général excellent.

En raison des connexions : pédicule, et des caractères objectifs de la tumeur M. le professeur Tillaux fait le diagnostic de fibrome intra-musculaire, développé aux dépens des fibres tendineuses d'insertion du deltoïde à l'acromion.

Opération le 26 mai 1893, par M. le professeur Tillaux.

Incision à la région externe du moignon de l'épaule, longueur de 8 centim. environ. On arrive ainsi facilement sur le néoplasme qui est compris dans l'épaisseur même du muscle. La tumeur est facile à disséquer des parties voisines, mais pour ce faire, il est nécessaire de couper les fibres musculaires qui viennent se perdre sur elle. Elle est enlevée de bas en haut et en dernier lieu on coupe une sorte de pédicule la rattachant à l'acromion ; le pédicule d'ailleurs est seulement formé par les insertions tendineuses du muscle au squelette et n'appartient pas en propre à la tumeur. Sutures. Drain.

Au bout de huit jours ablation des fils, réunion complète. La malade sort de l'hôpital le 8 juin 1893. Il n'a pas été revu depuis (15 février 1894).

Obs. 23. — *Fibro-sarcome de l'avant-bras.*

Le malade qui nous intéresse est un bijoutier, âgé de 35 ans, lit n° 9, salle Saint-Landry, santé bonne, sans antécédents notables. Il y a quatre mois, il a vu apparaître à la partie supérieure de l'avant-bras, en dehors et un peu en arrière, une petite tumeur de la grosseur d'une noisette, non douloureuse, roulant facilement sous le doigt. Dans la première quinzaine de décembre 1880, cette tumeur, stationnaire et non gênante, s'est développée subitement, ce qui a inquiété notre malade.

A son entrée à l'hôpital, le 15 décembre, la tumeur était moitié moins volumineuse que maintenant. Cette augmentation est due en partie aux examens fréquents qui ont été faits, à une ponction exploratrice pratiquée le 5 janvier 1881.

État actuel. — La peau qui recouvre la tumeur est un peu rouge, sans développement veineux apparent. Tissu cellulaire empâté. *Grosseur :* noix verte avec son enveloppe. *Siège :* au-dessous de l'articulation du coude, dont elle est indépendante ; le radius tourne librement au-dessous d'elle sans lui imprimer de mouvement.

Cette tumeur est mobile transversalement, immobile verticalement, disparaît presque sous les doigts dans les mouvements de pronation et de supination, ce qui prouve qu'elle n'est située ni dans le tissu cellulaire sous-cutané, ni au-dessus de l'aponévrose de l'avant-bras, mais bien dans l'interstice musculaire, les fibres musculaires se déplaçant facilement dans le sens transversal, mais non dans le sens vertical.

Dure, d'une dureté élastique, rénitente, qui peut faire hésiter sur la présence du liquide ; à certains moments, on peut croire à une fluctuation profonde. Elle est non bosselée, régulière, arrondie.

Est-ce une tumeur *liquide?* La ponction exploratrice a résolu négativement cette question ; le trocart retiré, il n'est rien sorti de cette tumeur ; lardée avec la canule seule, elle n'y laisse pénétrer aucun élément anatomique.

Parmi les tumeurs qui peuvent se développer dans les muscles, il faut d'abord penser aux *tumeurs syphilitiques* constituées par des épanchements plastiques à l'intérieur du muscle ; solides d'abord, puis demi-solides, elles finissent par se ramollir et deviennent purulentes. Malgré les dénégations formelles du malade à l'endroit des antécédents syphilitiques, le traitement mixte à l'iodure de potassium et au mercure a été institué et continué pendant près de trois semaines, et malgré cela, non seulement la tumeur n'a pas diminué de volume, mais elle a augmenté considérablement. De plus, dans l'hypothèse d'une gomme, la ponction eût donné des renseignements positifs.

Restent les tumeurs rares.

Le *lipome?* Cette tumeur n'en a nullement les caractères. Elle n'en a ni la consistance, ni la structure lobée, ni cette crépitation particulière qu'on y perçoit parfois à la palpation. Ce n'est donc pas un lipome.

Serait-ce un *sarcome?* Le sarcome primitif est extrêmement rare; on en connaît seulement quelques observations probantes avec examen histologique (thèse de M. LEMARÉCHAL, mai 1880).

Si c'est un sarcome, à quelle variété? Le diagnostic n'a pas ici peut-être un grand intérêt immédiat, mais il est toujours bon de serrer la vérité d'aussi près que possible. C'est pourquoi, dans le cas particulier, il faut se prononcer entre le lympho-sarcome, le myxo-sarcome et le fibro-sarcome.

Le myxo-sarcome est plus mou. Par la ponction on en peut sortir ordinairement un liquide muqueux, filant. De plus, en le lardant en différents sens avec la canule du trocart, on en rapporte quelques débris de tissu, quelques éléments anatomiques.

Nous en dirons autant du lympho-sarcome dont les caractères sont à peu près les mêmes, excepté à la première période où il est dur.

Cette tumeur est donc probablement un fibro-sarcome ; et, même jusqu'à ces derniers jours, on aurait pu croire à un fibrome pur; c'est la rapidité du développement qui fait croire en ce moment à la présence dans cette tumeur d'éléments sarcomateux.

Pronostic. Très sérieux.

On ne trouve rien dans les vaisseaux lymphatiques du bras, rien dans les ganglions de l'aisselle. Cependant, ce n'est pas une preuve qu'il n'y ait pas déjà infection. Le sarcome ne se généralise pas toujours par les lymphatiques. Broca avait remarqué que, contrairement au cancer pur, le sarcome avait plus de tendance à se généraliser par les vaisseaux sanguins.

On trouve du sarcome dans les vaisseaux, dans les infarctus, dans les embolies, alorsqu'il n'y a rien dans les lymphatiques. Il n'est pas possible de savoir le moment précis de l'introduction de ces éléments morbides dans le courant circulatoire, et, malgré l'absence de lésions dans le système lymphatique, le sarcome peut avoir déjà commencé sa généralisation.

Aussi, bien que cette tumeur soit limitée, entourée d'une enveloppe, il faut en craindre la repullulation, il faut s'attendre à une récidive possible.

Cette tumeur est de celles que Lebert appelait fibro-plastiques pour les différencier du cancer, et qu'il rangeait dans les tumeurs bénignes.

Dans des discussions à la Société de chirurgie, il a été prouvé que ces tumeurs peuvent se généraliser et que, si elles n'ont pas toute la malignité du cancer, elles ne peuvent pas néanmoins être rangées parmi les tumeurs complètement bénignes.

Traitement. — L'ablation est le seul traitement rationnel, et, discutant brièvement les divers moyens opératoires, bistouri, écraseur, thermocautère, caustiques, M. Richet se prononce très nettement en faveur du premier, qui seul peut donner l'assurance qu'on enlèvera bien complètement les tissus malades, ce qui est une condition indispensable au succès.

Et à ce propos, il rappelle l'histoire de deux malades opérés l'année dernière dans son service : l'un, au thermocautère, avait une récidive au bout de deux mois, l'autre, au bistouri, n'en présentait pas trace après un an.

Pour ménager le sang du malade, M. Richet emploie dans ce cas la bande hémostatique qui permet de disséquer la tumeur « à blanc », pour ainsi dire, et dont le seul inconvénient est l'hémorrhagie en nappe consécutive, qu'il est facile d'arrêter par un pansement compressif.

Examen et description. — A la coupe, cette tumeur est d'aspect jaunâtre, homogène, sauf sur deux points où elle présente des géodes telles qu'on en rencontre dans les gros corps fibreux utérins. Un liquide de consistance huileuse remplit ces géodes, qui en se développant, constituent les tumeurs fibro-cystiques relativement fréquentes dans l'utérus où on a noté parfois leur disparition par le fait d'une grossesse. Dans ce liquide on ne trouve pas d'éléments figurés. Les géodes n'ont pas de parois propres, ce ne sont donc pas des kystes; elles ne sont même pas tapissées d'une couche épithéliale. Il y a lieu de croire qu'elles sont dues à une sorte de ramollissement, de régression des éléments de la tumeur elle-même, d'autant plus que c'est toujours au centre qu'on les rencontre.

Au contraire, la tumeur tout entière est entourée d'une enveloppe cellulo-fibreuse parfaitement nette et distincte et d'une grande résistance. Cette enveloppe l'isole complètement des fibres musculaires.

A l'examen microscopique, M. Remy, chef du laboratoire, a trouvé des fibres entre-croisées renfermant dans leurs mailles de nombreuses cellules rondes à noyaux unique ou multiples, et sur certains points des cellules allongées, fusiformes et même étoilées.

Le diagnostic paraît donc être réellement : fibro-sarcome.

D'après cet examen, M. Richet craint que cette tumeur ne soit destinée à se reproduire, non pas sur place peut-être, mais probablement en d'autres points de l'économie et surtout dans les viscères. Car ce sont là des tumeurs dites par Lebert fibro-plastiques et que l'observation clinique a démontrées aussi sujettes à se généraliser que le cancer proprement dit, contrairement à l'opinion du savant professeur de Breslow. Ce ne sera pas une récidive proprement dite, mais bien une continuation du travail diathésique, et l'infection ou généralisation ne sera que la continuation de cette affection progressive et envahissante.

OBS. 24. — *Cysto-sarcome du bras droit.* (Recueillie par M. AUVRAY, interne du service de M. TILLAUX.)

Le nommé D..., Canadien français, employé d'assurances, 36 ans.

Antécédents héréditaires. — Sans intérêt. Il paraît certain qu'on ne retrouve de tumeur chez aucun de ses ascendants. Le malade s'est livré à une enquête spéciale sur ce sujet.

Antécédents personnels. — Nuls. Le malade a toujours joui d'une parfaite santé. Il est fort, vigoureux, se livre à des exercices physiques pénibles. On ne retrouve pas d'antécédents syphilitiques.

Histoire de la maladie. — En juin 1894, c'est par hasard que le malade en passant sa main gauche sous son bras droit a rencontré une petite tumeur du volume d'un œuf de pigeon, située sur la limite de la face interne et de la face postérieure du bras, dans son tiers supérieur, non douloureuse ; le malade ignore si elle était mobile. Il n'accuse aucun choc, aucun traumatisme de l'apparition de la tumeur.

Elle s'est développée progressivement suivant la circonférence du membre, s'étendant en bas et en dehors. Depuis quelque temps, elle monte vers l'aisselle et tend à envahir complètement la circonférence du membre. En somme, la tumeur a évolué progressivement, rapidement et sans douleur.

Une ponction a été pratiquée dans la tumeur à l'aide d'une seringue de Pravaz, par un chirurgien canadien qui avait émis un pronostic favorable, à la suite de l'examen du liquide.

Examen local. — Inspection. Existence d'une tumeur présentant le volume d'une tête d'enfant, occupant la face postérieure, et les faces latérales interne et externe du bras droit dans ses deux tiers supérieurs et laissant seulement au tiers inférieur sa face normale. Elle va en s'atténuant insensiblement sur les limites de la face antérieure. Elle remonte en haut jusqu'au point de réflexion de la peau du bras sur la paroi thoracique.

La limite inférieure et postérieure répond à l'union du tiers inférieur avec les deux tiers supérieurs. La peau est lisse, luisante, tendue, rouge violacée, avec quelques dilatations veineuses ; nulle part il n'existe d'ulcération.

Palpation. — A sa partie supérieure, la tumeur remonte jusqu'à deux travers de doigt au sommet de l'aisselle ; en haut et en arrière, elle a pour limite le bord postérieur du deltoïde ; en haut et en avant, le bord interne du coraco-brachial et du biceps semblent accolés à la gaine des vaisseaux huméraux.

En bas, elle est séparée par une distance de 12 centim. du sommet de l'olécrâne. L'espace sain situé entre le bord antéro-interne de la tumeur et son bord antéro-externe mesure un peu plus que la largeur du muscle biceps, très développé chez notre sujet. La tumeur a une consistance molle, rénitente, élastique. Elle est même nettement fluctuante par places.

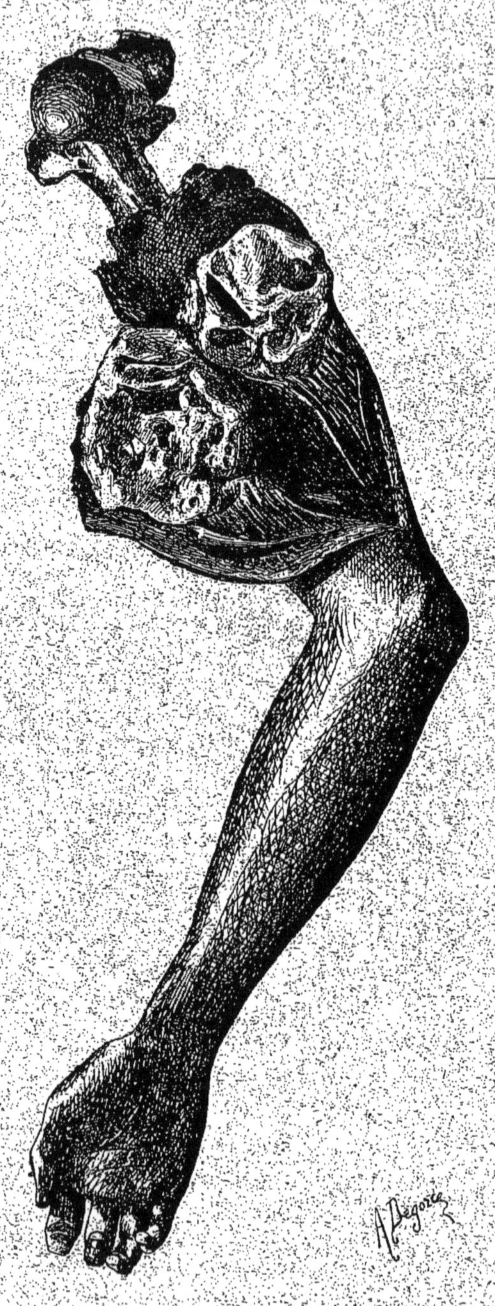

La peau est adhérente par sa face profonde sur toute l'étendue de la tumeur. Mobile dans le sens transversal sur les parties profondes ; immobile dans le sens vertical. Elle est donc située dans l'épaisseur des parties molles et probablement dans l'épaisseur, ou sous le muscle triceps brachial, car en faisant contracter ce muscle on immobilise la tumeur d'une façon absolue.

Pas de ganglions, ni dans l'aisselle, ni dans le creux sus-claviculaire.

Symptômes fonctionnels. — Les articulations voisines ont conservé leurs mouvements intacts. Pas de douleur, pas de faiblesse du membre. Pas de fourmillements. Pas de troubles trophiques, ni de troubles circulatoires. On pose le diagnostic ferme de cysto-sarcome, inopérable par les moyens ordinaires.

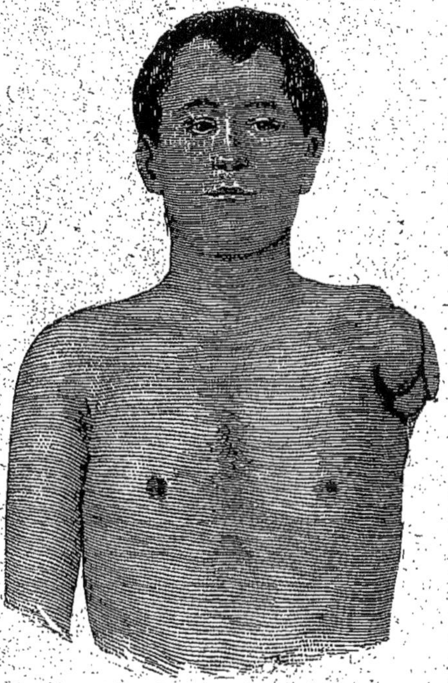

Opération. — Pratiquée quelques jours après l'entrée du malade à l'hôpital. Désarticulation de l'épaule à lambeau externe. Réunion par première intention et guérison complète en huit jours.

Examen de la pièce. — La tumeur est située dans l'épaisseur du triceps, où elle s'est développée à la face externe d'une aponévrose intra-musculaire ; du côté de cette aponévrose, la tumeur semble nettement limitée ; mais partout ailleurs sur la périphérie, elle a rompu ses limites et envahi les parties voisines sous forme de traînées gris blanchâtre qui s'insinuent entre les faisceaux musculaires et jusqu'à une grande distance de la masse principale de la tumeur. Celle-ci a une forme assez irrégulière à sa périphérie. A la coupe, elle se présente avec un aspect jaunâtre, et des cavités kystiques, dont quelques-unes ont au moins le volume d'un œuf de poule et sont remplies d'un liquide qui s'écoule à la coupe.

La tumeur a une consistance ferme.

La dissection permet de constater qu'en avant et en dedans la tumeur est en contact avec le paquet des vaisseaux sans leur adhérer. De même, la tumeur est indépendante du nerf radial.

Réflexions. — Il nous paraît intéressant de tirer de cette observation quelques conclusions importantes au point de vue clinique et thérapeutique.

D'abord cette observation ne fait que confirmer ce que nous savons déjà sur cette variété de cysto-sarcomes d'origine musculaire, qui s'observent fréquemment chez des sujets jeunes, se localisent de préférence dans les parties supérieures des membres, soit au bras, soit à la cuisse, nécessitant l'ablation complète de ces membres, et chez des sujets en général bien constitués, vigoureux, dont les antécédents sont des plus favorables.

De plus, le diagnostic de ces tumeurs absolument fluctuantes est parfois difficile, et dans le cas dont nous rapportons l'observation, nous avons vu notre tumeur prise, au Canada, pour une tumeur bénigne liquide. La seule erreur possible peut être commise entre un abcès froid ou un kyste hydatique. On devra toujours songer à cette dernière variété de tumeur ; mais l'évolution différente et surtout la ponction exploratrice ramenant le liquide si particulier aux kystes hydatiques permettront de faire le diagnostic.

Mais la question vraiment intéressante était celle de l'intervention. Pouvait-on et devait-on tenter l'énucléation. Il est d'avis général que, au point de vue clinique, ces tumeurs étant encapsulées, doivent être énuclées avec leur capsule. Mais dans le cas actuel, le volume considérable de la tumeur, envahissant les trois quarts de la circonférence du membre, et surtout son siège intra-musculaire ont fait penser qu'une simple énucléation serait impossible ; en effet, l'ablation complète de la tumeur pouvait entraîner la blessure du paquet vasculo-nerveux, et en tout cas entraînait certainement la destruction complète du muscle triceps, et alors que deviendrait la fonction du membre privé de son triceps ?

Enfin, l'examen de la pièce nous a montré que la tumeur n'est pas restée limitée, que née d'une aponévrose profonde intra-musculaire, comme le sont ces tumeurs, elle semble limitée de ce côté seulement ; mais partout ailleurs à sa périphérie, elle a rompu ses limites et infiltré le muscle sous forme de taches blanchâtres qui envahissent le muscle à grande distance. Et nous sommes en droit de conclure que l'ablation de cette tumeur, comme de beaucoup d'autres pareilles, serait restée inefficace ; en supposant qu'on eût tenté l'énucléation, il eût été impossible d'enlever ces tractus, ces traînées sarcomateuses, et alors l'opération eût été fatalement incomplète. C'est là la clef des récidives fréquentes à la suite des opérations. Ces débris laissés dans le muscle deviennent sur place la cause de réinfection. Il faut donc, dans des cas analogues, se résigner à l'opération complète, à la désarticulation de l'épaule ou de la cuisse pour les raisons que nous venons d'indiquer.

Dans le cas actuel, la tumeur remontant dans l'aisselle, rendait la désarticulation par le procédé en raquette impossible, il fallut donc employer la désarticulation à lambeau externe. A ce propos, nous rappellerons que dans ce mode de désarticulation le nerf circonflexe ne peut être conservé dans le lambeau, et le muscle deltoïde, qui constitue à lui seul la totalité du lambeau, est innervé au point de vue sensitif et trophique par le nerf circonflexe. Il est donc à craindre que la perte de ce nerf ne soit suivie de troubles trophiques et sensitifs pouvant compromettre ultérieurement le port d'un appareil prothétique.

L'opération fut suivie d'un plein succès : les fils de suture furent enlevés au bout de six jours ; la réunion se fit par première intention. L'opéré ne s'est pas ressenti un seul instant de l'opération. Quinze jours après il sortait de l'hôpital et se faisait faire, chez M. Mathieu, l'appareil dont nous donnons la description.

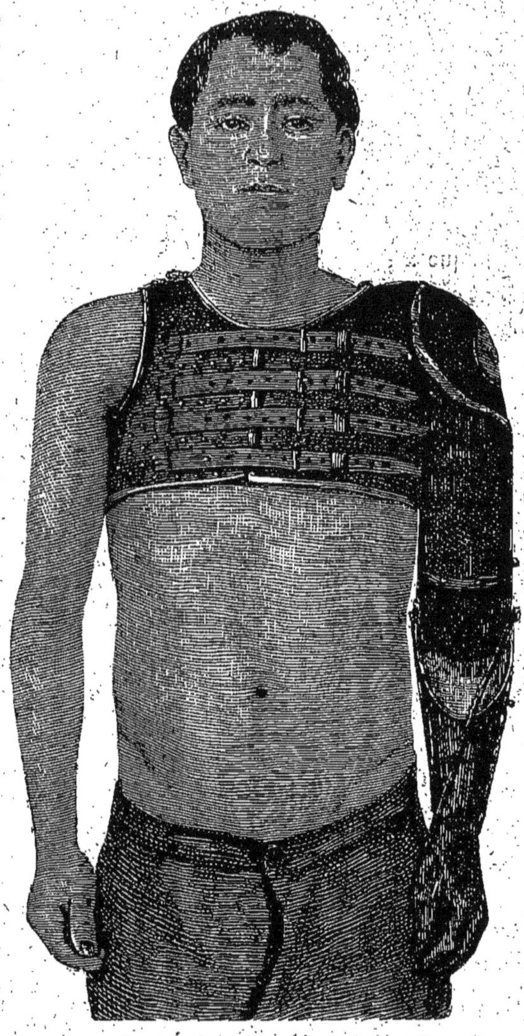

Appareil prothétique pour désarticulé de l'épaule.

Cet appareil est composé d'une brassière en cuir moulé emboîtant complètement le moignon de l'épaule : à cette brassière est articulé un bras artificiel.

La partie humérale de ce bras porte un cercle concentrique permettant les mouvements d'abduction et d'adduction ; un second cercle concentrique, placé au poignet, permet les mouvements de pronation et de supination.

Une crémaillère mobile permet de fixer l'articulation du coude à un angle déterminé.

Dans l'intérieur de la main dont les doigts sont articulés, on peut fixer, à volonté, soit un crochet, soit un anneau, soit une fourchette, etc.

Examen histologique, par M. PILLIET, chef du laboratoire de Clinique chirurgicale de la Charité. — Ce sarcome kystique mérite une description détaillée à cause de son origine nettement aponévrotique. Il vient à l'appui de la théorie qui fait dériver les sarcomes du tissu angioblastique, et nous aurons à nous demander pourquoi il présente les caractères des sarcomes périostiques ou médullaires, alors qu'il ne présentait aucun point de contact avec l'os.

1° *Coupes au niveau de l'aponévrose*, qui paraît isoler la tumeur et la circonscrire en dedans. Ces coupes comprennent l'aponévrose et la paroi d'un kyste qui venait presque à son contact.

L'aponévrose est morcelée, disloquée, sur ses deux faces ; il existe, par conséquent, des lésions déjà diffuses. Les artérioles à son pourtour sont entourées de gaines de cellules embryonnaires, les fibres musculaires lisses des artères sont augmentées de nombre ; les cellules endothéliales des vaisseaux sont cubiques, comme chez le fœtus, au lieu d'être plates. Cette aponévrose est doublée du côté de la tumeur par une couche de cellules fusiformes et étoilées, disposées autour de grandes fentes taillées à l'emporte-pièce, à section elliptique sans paroi propre. En se rapprochant du kyste, on voit ce tissu s'œdématier peu à peu ; il finit par disparaître, et fait place à une couche de fibrine parsemée de leucocytes à prolongements étoilés, et c'est cette couche qui forme la paroi kystique.

2° *Coupes à la partie inférieure de l'aponévrose*, comprenant un gros nodule sarcomateux venu au contact du tendon du triceps déjà constitué par le rassemblement des fibres aponévrotiques. Les faisceaux tendineux sont reconnaissables, mais dissociés et émiettés. Le nodule sarcomatique n'est pas kystique à son centre. Il est composé de cellules fusiformes et étoilées, confondues, feutrées, avec, de place en place, des cellules à noyaux très volumineux, surtout autour des capillaires sanguins creusés à l'emporte-pièce dans la masse. Au centre du noyau, on retrouve l'œdème et l'infiltration fibrineuse du tissu, formant de vastes marbrures qui ne contiennent, comme éléments figurés, que quelques cellules étoilées et des vaisseaux dont les éléments pariétaux ne se colorent pas, et qui sont largement dilatés, mais vides, en sorte que l'œdème est dû à la suppression fonctionnelle de ces vaisseaux capillaires qui se sont développés sans artères nourricières suffisantes. C'est du reste ainsi que se produisent les nécroses, les dégénérescences myxomateuses, puis kystiques, si communes dans les sarcomes. Le muscle, au contact de ce nodule, est dissocié par des travées épaisses de tissu conjonctif englobant des vaisseaux sanguins, qui sont tous entourés de véritables manchons de cellules proliférées. Les lymphatiques, très dilatés, n'ont pas de gaines semblables.

3° *Coupes dans les parties dures de la tumeur*. — Ces parties sont beaucoup plus riches en cellules ; il n'existe pas de début de transformation kystique. Les cellules périvasculaires sont très inégales de volume, à noyaux énormes, contenant de 7 à 10 nucléoles. Le tissu est parsemé d'hémorrhagies étoilées ; par places, on rencontre des cavités anastomosées, dans l'intérieur desquelles font saillie des bourgeons arrondis : ce sont de véritables angiomes capillaires, et le fait n'a rien d'étonnant, si l'on réfléchit aux rapports étroits qui existent entre ce genre de tumeur et le sarcome. Les myéloplaxes chargés d'hémoglobine sont très abondants dans ce tissu, et dispersés au hasard dans la masse.

4° *Coupes du muscle au-dessous de la tumeur.* — L'infiltration sarcomateuse se fait par des traînées conjonctivo-vasculaires ; les artérioles sont entourées par des couches concentriques de cellules rondes et fusiformes ; le tissu conjonctif est très abondant, et le muscle est déjà en voie d'atrophie.

5° *Coupe dans le centre de la tumeur.* — L'orientation des cellules du sarcome autour des vaisseaux sanguins comme centre de figure est ici manifeste. Les coupes se montrent composées d'une série de figures toutes semblables constituées par un capillaire central plein de sang, sans ombre de paroi distincte. La trame qui l'entoure montre seulement des cellules infiltrées d'hémoglobine à une petite distance autour du foyer sanguin.

Puis vient une série de couches concentriques de grosses cellules étoilées à corps polyédrique. Elle est doublée d'une couche externe de grosses cellules à corps fusiformes.

Les parties séparant chacun de ces îlots, qui constituent le système organique fondamental du sarcome d'origine vasculaire sanguine, forment des marbrures infiltrées d'œdème plus ou moins avancé. Ces portions œdématiées contiennent aussi des vaisseaux, mais ils sont vides, et correspondent à des systèmes semblables à ceux qui les entourent, mais effondrés, détruits par l'insuffisance de l'apport sanguin En effet, les néo-capillaires se développant souvent indépendamment du réseau général et toujours sans que le développement des artères nourricières de la tumeur augmente sensiblement, les nouveaux entraînent la destruction des anciens. Cette destruction est, de plus, favorisée par la multiplication bien active des cellules du sarcome, multiplication dont la force s'épuise vite et amène ces cellules à une sénilité précoce.

A côté de ces néo-vaisseaux on pourrait rencontrer les pointes d'accroissement vasculaire de Ranvier, mais il est facile de concevoir qu'on ne peut les déceler facilement dans un tissu aussi dense. Heureusement, nous trouvons de plus en plus un élément qui a la même valeur, c'est le myéloplaxe, la cellule à noyaux multiples, à protoplasma chargé d'hémoglobine. Ils sont assez nombreux, les uns très petits, dispersés dans la masse, les autres volumineux, contenant déjà des globules rouges, et se trouvant déjà le centre d'un système périvasculaire ; ceci nous permet de reconstituer l'histoire de ces systèmes : apparition de cellules d'hémoglobine, de myéloplaxes, transformation de ces myéloplaxes en coulées de globules rouges infiltrées dans le tissu, puis systématisation des éléments du tissu conjonctif autour de ce néo-capillaire, enfin mort de ce dernier et des cellules qui l'entourent, d'où résulte la transformation œdémateuse, puis myxomateuse, puis kystique d'une partie de la tumeur, pendant que le même travail recommence sur un autre point. Tous ces phénomènes se retrouvent à l'état normal dans le développement des vaisseaux sanguins et des globules rouges. Ranvier a montré comment on pouvait les suivre dans les membranes minces ; nous retrouvons dans nos tumeurs l'apparition de districts vasculaires isolés, débutant par la transformation en myéloplaxes formateurs de globules rouges, de cellules de tissu conjonctif ; et ce phénomène est tout à fait comparable à celui de l'apparition de taches laiteuses, de réseaux isolés dans le grand épipl.on du lapin.

Les phénomènes physiologiques nous donnent donc la clef des phénomènes observés dans le sarcome vasculaire sanguin, et nous permettent de lui assigner son véritable point de départ.

Conclusions. — *a*) Ce sarcome est évidemment du groupe des sarcomes développés aux dépens du tissu vasculaire sanguin, du parablaste de His. Il présente les myéloplaxes et les néo-capillaires qui caractérisent ce genre de tumeurs. C'est un sarcome périvasculaire. Les hémorrhagies diffuses et les kystes qu'il contient s'expliquent par son développement même.

b) Comme il n'est pas en rapport avec un tissu hématopoiétique, tel que le périoste ou la moelle des os, on peut se demander quel est son point de départ. Mais la réponse est facile. Il n'existe pas de tissu vaso-formatif au niveau des aponévroses chez l'adulte ; il en existe chez l'embryon comme dans tous les points de l'économie, mais surtout le long de l'aponévrose qui représente le premier linéament du muscle, et autour de laquelle le muscle se développera. Le sarcome aponévrotique des muscles du bras et de la cuisse est donc de même nature au fond que le sarcome médullaire des os, c'est une tumeur constituée par les éléments proliférés du tissu vaso-formateur de l'embryon, et dans laquelle on doit retrouver, comme dans la nôtre, les principales figures de développement du tissu vasculaire sanguin à l'état normal, comme on retrouve la multiplication des cellules du corps de Malpighi et la formation de couches cornées dans un épithélioma cutané (1).

Obs. 25. — *Sarcome de la cuisse. Récidives. Généralisation pulmonaire.* Delaunay. *Bulletin de la Société anatomique*, année 1889, p. 397.

Le nommé Jean-Baptiste P..., âgé de 50 ans, est entré à l'infirmerie de l'hospice d'Ivry, salle Broca, n° 5, le 13 mars 1889.

(1) L. Pilliet. Sarcome périvasculaire. *Archives de physiologie*, 1887 ; et : Qu'est-ce que le sarcome ? *Tribune médicale*, 1892.

On ne relève rien dans ses antécédents héréditaires ni dans ses antécédents personnels. Pas de syphilis.

En 1874, il reçoit un coup assez violent à la partie antéro-interne de la région moyenne de la cuisse. Un an après, il constate à ce niveau la présence d'une petite tumeur, de la grosseur d'une noisette, arrondie, indolore, immobile, de consistance un peu dure. Peu à peu son volume augmente et atteint bientôt celui d'une noix.

En 1878, nouveau coup au même endroit : la tumeur est ouverte et il s'écoule un sang noirâtre. Transporté à l'hôpital Necker, on arrête l'hémorrhagie, et deux jours après M. Reclus enlève la tumeur. D'après le malade, ce que l'on a enlevé était formé de caillots noirs avec des filaments blanchâtres, et avait, selon son expression, l'apparence de chair à boudin. Huit semaines après, il quitte l'hôpital, guéri.

Au bout de cinq à six mois, la tumeur, avec les mêmes caractères, réapparaît, mais le malade ne s'en inquiète pas autrement, et pendant trois ans continue son travail. A ce moment, la tumeur était de la grosseur d'un œuf, déterminait de la raideur dans la cuisse, et empêchait le malade de se mettre à genou. Il entre alors à l'hôpital Cochin, dans le service de M. Th. Auger, où l'on procède à l'ablation de la tumeur. Au bout de sept semaines, récidive et nouvelle ablation.

Le malade reste deux ans dans le service, et pendant ce temps quatre fois la tumeur récidive. La récidive se montrait régulièrement dans les sept ou huit semaines qui suivaient l'opération.

Après la dernière opération, le malade quitte l'hôpital, mais trois jours après sa sortie, six semaines après l'opération, il se produit une hémorrhagie que le malade arrête lui-même. Huit jours après, nouvelle hémorrhagie arrêtée de nouveau par le malade. Six jours après, troisième hémorrhagie que le malade est impuissant à arrêter et pour laquelle il retourne à Cochin. Deux jours après son entrée on lui fait l'amputation de la cuisse au tiers supérieur, et trois semaines après il partait pour Vincennes, guéri.

Le 7 mai 1887, il entre aux Incurables. Depuis son entrée à l'hospice il n'a rien ressenti, sa santé est bonne, l'appétit est conservé. Pas d'amaigrissement. Vers le 4 ou 5 janvier, douleurs lancinantes dans le moignon avec irradiation dans les lombes, et vers la fin de février, augmentation de volume du moignon. Les douleurs n'ont pas cessé depuis le début avec exacerbations nocturnes. C'est à ce moment qu'il entre à l'infirmerie.

État actuel.— Le malade est un homme vigoureux, bien musclé. Le facies est un peu anémié, il dit avoir maigri et perdu l'appétit depuis le mois de janvier.

L'examen des poumons est négatif, il en est de même de celui du foie et de la rate. Au cœur, souffle au premier temps et à la base. Léger œdème du pied et de la jambe droite. Petit molluscum au niveau du pli génito-crural gauche. Rien autre chose sur la surface du corps. Le moignon est volumineux, dur dans sa partie supéro-interne, douloureux à ce niveau. La pression est cependant assez bien supportée. La peau n'est pas adhérente. Les veines de la surface cutanée sont variqueuses et très nettement dessinées. Pas de ganglions inguinaux. L'exploration de la fosse iliaque ne fait également rien découvrir. A l'endroit où s'est produite l'augmentation de volume, l'appareil prothétique n'exerçait aucune pression.

L'examen des urines n'y montre ni sucre, ni albumine. Elles sont alcalines.

25 mars. Les douleurs augmentent. On s'assure que la tumeur ne fait pas saillie dans la fosse iliaque, et n'est pas adhérente à la branche horizontale du pubis.

1er avril. Le malade maigrit. Insomnie causée par les douleurs.

Le 19. Désarticulation de la hanche.

Le 21. Un peu de fièvre le soir. La plaie opératoire suppure. Lavage au sublimé, nouveau pansement iodoformé.

Le 23. Léger souffle dans le tiers moyen du poumon droit.

Le 29. Le souffle augmente. On pense à la possibilité d'une généralisation pulmonaire. La fièvre n'augmente pas, elle ne dépasse pas 38° le soir. Le pansement est fait tous les jours.

3 mai. Le malade s'affaiblit. Amaigrissement. Très peu de pus dans le pansement. Mais la plaie a mauvais aspect, elle est pâle, ne bourgeonne pas.

Le 7. Exploration de la fosse iliaque. Pas d'abcès, pas d'albumine dans les urines. Délire.

Le 18. Mort.

Examen histologique. — L'examen histologique, fait par M. Pilliet, a montré que la tumeur primitive était un sarcome fasciculé. La plus grande partie de sa masse était composée de cellules fusiformes et de lamelles disposées en tourbillon. Les vaisseaux sanguins sous paroi élastique sont dilatés. Le tissu conjonctif qui cloisonne les tourbillons, et qui existe aussi dans les fibrilles minces situées entre les cellules, est très peu abondant. Par places, on observe à l'œil des taches grisâtres parsemées de grains jaunes ; elles sont constituées par des parties de tumeur nécrosées, sans doute par l'organisation incomplète des vaisseaux, et les grains jaunes sont formés d'amas de pigment sanguin.

Réflexions. — Cette observation est intéressante tant au point de vue de l'évolution clinique qu'au point de vue de l'anatomie pathologique. Comme évolution clinique, on voit ce sarcome débuter il y a quinze ans, récidiver sur place six fois et n'amener la mort qu'après un temps relativement considérable. Chaque fois, il est vrai, la tumeur était petite, c'est-à-dire beaucoup moins dangereuse que ces gros sarcomes dont la terminaison fatale à brève échéance est si souvent fréquente. Et ce qui semble bien prouver, comme l'ont indiqué MM. Cornil et Ranvier, que dans le pronostic du sarcome, le volume de la tumeur est un facteur important, c'est que dans le cas particulier, la cachexie, la généralisation ne se sont montrées que lorsque nous nous sommes trouvés en présence de la tumeur volumineuse du moignon.

OBS. 27. — *Tumeur cancéreuse organisée du bras.* THIBAULT. *Bulletin de la Société anatomique*, 1843, p. 262.

M. Thibault présente une tumeur encéphaloïde, développée sur le bras d'un individu au niveau de l'épitrochlée. Cette tumeur fut injectée avec le plus grand soin par les artères, puis par les veines du bras et de l'avant-bras ; à l'examen de la tumeur, on trouva dans son intérieur des vaisseaux capillaires artériels et veineux, excessivement ténus, remplis par la matière injectée. Ces faits ont été constatés par MM. Nélaton et Barth ; ils tendent à prouver que l'encéphaloïde serait un véritable tissu et non un produit de sécrétion. M. Bernutz était arrivé aux mêmes conclusions en injectant des tumeurs encéphaloïdes développées sur les parois de l'estomac.

OBS. 28. — *Sarcome encéphaloïde du bras gauche.* CAUCHOIS. *Bulletin de la Société anatomique*, 1872, p. 2.

M. Cauchois, interne des hôpitaux, met sous les yeux de la Société, une tumeur siégeant au bras gauche, dont l'extension au milieu des muscles était telle que le chirurgien s'est décidé à pratiquer la désarticulation du membre supérieur.

Ce malade, âgé de 23 ans, avait été opéré, le 3 mars 1871, d'une tumeur du volume du point, siégeant dans la même région, région externe et supérieure du bras gauche, mais au-dessous de la peau. Le 3 juillet 1871, après une cicatrisation lente (trois mois), une récidive était constatée au-dessous de la cicatrice. Le 2 janvier 1872, la tumeur avait atteint le volume de deux ou trois grosses oranges superposées. Molle, non fluctuante, indolente, seulement accompagnée d'engourdissement léger du bras non continu, elle adhère dans la plus grande partie de son étendue à la peau. En plusieurs points se trouvent des ulcérations de trois à quatre centimètres de diamètre à bouts fongueux, grisâtres et saignants ; il n'existe aucun engorgement ganglionnaire dans le voisinage, aucun symptôme de compression vasculaire. La désarticulation de l'épaule est pratiquée par M. Verneuil.

La tumeur, adhérente à la peau, est séparée par les faisceaux du triceps, en trois portions ou lobules du volume du poing. L'humérus est intact.

La tumeur offre à l'œil nu un aspect pulpeux grisâtre du tissu encéphaloïde, des points de dégénération granulo-graisseuse, de petits kystes. Le raclage fournit du suc cancéreux.

Enfin, au microscope, on y trouve des cellules un peu irrégulières à noyau et nucléoles, et seulement en quelques points quelques fibres du tissu conjonctif.

Le point de départ, d'après le présentateur, se trouve vraisemblablement entre l'aponévrose d'enveloppe et les muscles du bras.

OBS. 29. — *Tumeur fibro-plastique dans le muscle triceps brachial.* CASTIAUX. *Bulletin de la Société anatomique*, 1869, p. 526.

B..., âgée de 68 ans, morte à la Salpêtrière le 20 novembre 1869, fait remonter à deux années le début de sa tumeur et l'attribue à un traumatisme.

Cette tumeur, longtemps stationnaire, prit, dans les derniers mois, un accroissement très rapide. Elle occupait la partie postéro-interne du bras droit. Indépendante de la peau au début, elle contracta avec elle des adhérences internes. Elle ne paraissait point adhérer à l'humérus. Très mobile, surtout dans le sens transversal, elle devenait fixe quand le triceps se contractait.

D'une consistance générale assez ferme, elle présentait, du côté de la peau, quelques points noirs, fluctuants, d'une coloration bleuâtre, formant saillie. A ce niveau, la peau s'est amincie, et, finissant par se perforer, a laissé échapper à plusieurs reprises du sang noir mêlé de caillots.

Les ganglions axillaires, souvent examinés, n'ont jamais paru malades.

La peau est amincie et ulcérée en quelques points, correspondant à des excavations lisses creusées à la surface de la tumeur, et encore remplie de caillots. Ces excavations se retrouvent dans l'épaisseur même de la tumeur et renferment de la fibrine coagulée d'un aspect gélatineux. La peau est fortement adhérente au tissu morbide et envahie par lui dans sa couche profonde, vers la face antérieure du triceps où le tissu nouveau a fait hernie.

La tumeur est partout, excepté en avant, entourée par le muscle triceps dont les fibres se sont étalées à la surface, tout en gardant leur coloration normale. Du côté de l'humérus, on ne trouve que les insertions du triceps, et la tumeur est séparée du périoste de la façon la plus absolue.

A la coupe, on découvre un tissu grisâtre luisant, d'une consistance ferme au centre, plus friable vers la circonférence. La masse est creusée de quelques cavités remplies de fibrine.

Le microscope montre une quantité considérable d'éléments fusiformes terminés en pointe et renfermant un gros noyau granuleux. Ces éléments sont accolés les uns aux autres. Dans les points plus mous, voisins de la peau, on trouve les mêmes éléments, mais plus fragiles et sans cohésion.

Les ganglions de l'aisselle sont intacts.

OBS. 30. — *Cancer secondaire du triceps brachial. Cancer primitif de la plèvre, propagé au poumon, généralisation. Bulletin de la Société anatomique*, 1874, p. 439.

Pl..., maçon, 49 ans.

AUTOPSIE. — *Cœur*. 50 gr. d'un liquide citrin dans le péricarde. Le feuillet pariétal est sain. Le cœur n'a pas augmenté de volume, il est flasque et mou. A la base du ventricule gauche, tout près de la cloison interventriculaire, se trouve une petite tumeur jaunâtre,dure, qui fait saillie sous le péricarde viscéral. A la coupe, on reconnaît un noyau cancéreux du volume d'une noisette. Un noyau plus petit existe dans la paroi postérieure du ventricule droit : il est probable que la présence de ces noyaux a été la cause des intermittences et des irrégularités observées pendant les derniers jours.

Les cavités du cœur sont remplies de caillots récents et anciens. Ces derniers siègent principalement dans le ventricule droit et dans les anfractuosités de l'auricule. Dans la cavité droite existe notamment une masse fibrineuse ancienne, déchiquetée, arrondie, du volume d'une petite noisette, flottant dans l'intérieur du ventricule et suspendue à un mince tractus tendineux allant d'un bout à l'autre de la cavité. Les orifices ne sont pas altérés.

Muscles. — La longue portion du triceps présente dans son épaisseur une masse d'un volume égal à un œuf de poule, située au milieu des fibres musculaires ; elle est dure, blanchâtre à la coupe et ramollie à son centre. L'examen microscopique y fait reconnaître la structure du cancer.

OBS. 31. — *Tumeur cancéreuse, sarcomateuse de la cuisse*. DÉCÈS. *Bulletin de la Société anatomique*, 1855, XXX, p. 239.

M. Décès montre une tumeur sarcomateuse dont le volume égale celui d'une tête de fœtus à terme et qui pèse 1,520 gr. Elle s'est développée sans cause appréciable aucune, depuis dix-huit mois, chez un jeune homme de 18 ans, à 3 centim. au-dessous de l'une des fesses, sans occasionner de douleurs ni de difficultés dans la défécation ; il en résultait seulement un peu de gêne pendant la station assise et pendant la marche. M. Laugier, ayant fait une incision cruciale à la surface de la tumeur, l'a énucléée assez facilement, sauf dans un point où elle adhérait intimement au coccyx; une petite portion de cet os a dû être enlevée en même temps.

Cette tumeur est largement lobée; elle est ovoïde, d'un bleu rougeâtre, revêtue à sa surface d'une membrane d'apparence celluleuse et formée par une substance homogène, solide, mais sans dureté. Elle est essentiellement formée d'éléments fibro-plastiques.

OBS. 32. — *De la récidive des sarcomes des membres*, par G. PATRON (thèse de Paris, 11 juillet 1888).

Ce travail est basé sur l'analyse de 132 observations de sarcomes des membres, recueillies la plupart dans la littérature française.

Des tableaux montrent le résultat général des opérations pratiquées (ablation, résection, amputation, etc.), le résultat relativement à l'âge du sujet, au siège du sarcome, et l'âge du néoplasme; aucune notion bien nette ne se dégage de ces tableaux. Sur un total de 240 opérations, on voit 125 guérisons (52 p. 100), 76 récidives (27 p. 100), 27 généralisations (11 p. 100) et 34 morts (14 p. 100).

La récidive, bien que très fréquente, peut être éloignée par une ou plusieurs opérations, et elle serait d'autant plus à craindre que le malade est plus jeune et la marche du sarcome plus rapide. Notons toutefois que l'auteur n'a pas remarqué la différence que l'on a essayé d'établir entre les diverses variétés histologiques du sarcome au point de vue de la fréquence et de la gravité de la généralisation pas plus que de la récidive.

Le nombre des guérisons obtenues par l'opération est presque le double de celui des récidives, et celle-ci n'aggravant pas de beaucoup le pronostic du sarcome, l'opération est justifiée même dans les sarcomes récidivés.

La généralisation peut apparaître sur n'importe quelle région, et le choix de l'opération n'a pas autant d'influence que l'âge et le développement de la tumeur.

OBS. 33. — *Recherches sur les tumeurs malignes des muscles striés*. CHRISTIANI. *Revue des Sciences médicales*, 1888, t. XXXI, p. 461.

OBS. 34. — *Sarcome de l'avant-bras*. DOLBEAU. *Soc. anat.*, septembre 1854, p. 274, n° 16.

M. Dolbeau présente un exemple de cancer de l'avant-bras, pour lequel M. Velpeau a pratiqué, le 9 août, l'amputation du bras.

La tumeur, grosse comme le poing, était placée en avant du membre, à deux travers de doigt au-dessus du poignet. Elle était comme bridée, limitée par les muscles de la région antérieure qui venaient se perdre sur elle, surtout ceux de la région superficielle. Cette tumeur était bosselée, fixe et avait contracté des adhérences assez intimes avec la peau. Dure dans quelques points, elle était ramollie dans d'autres. En dehors particulièrement, on trouvait une tumeur comme un œuf, très manifestement fluctuante et douloureuse au toucher. On pouvait se demander s'il ne s'agissait pas d'un abcès développé au pourtour de la tumeur primitive. Une ponction avec un bistouri étroit est pratiquée, il sort du sang mêlé à un peu de sérosité. Avant cette incision ou plutôt cette ponction exploratrice, la tumeur présentait un souffle continu, bien évident.

Comme on le voit, sur la pièce qui est mise sous les yeux des membres de la Société, cette poche est un prolongement de la tumeur. Elle est recouverte par les muscles long supinateur, radiaux, et surtout par le court supinateur. Il y a dans cette poche du sang liquide, et surtout des caillots, comme on en retrouve dans d'autres points. Enfin, il existait quelques ganglions indurés à la partie interne du biceps. Ces ganglions avaient subi l'altération cancéreuse.

Cette pièce a été examinée avec soin ; elle contient tous les éléments du cancer.

OBS. 35. — *Sarcome encéphaloïde volumineux du mollet propagé au médiastin et au poumon par les veines et les lymphatiques.* TAPRET. *Société anatomique,* 30 juillet 1875, p. 563, nº 37.

Marie T..., âgée de 34 ans, entrée, le 11 mai 1875, à l'Hôtel-Dieu (service de M. Oulmont), se plaint de tousser beaucoup depuis plusieurs mois et accuse une douleur vive dans la jambe droite, au niveau même d'une tuméfaction d'apparence inflammatoire qui occupe tout le mollet. Tous ses parents directs sont morts tuberculeux. Elle a été réglée à 15 ans. Elle n'a pas eu d'enfants.

Elle tomba malade pour la première fois en 1874, et entra à la Charité pour une bronchite, probablement tuberculeuse.

La tuméfaction douloureuse de la jambe droite, dont elle se plaignait déjà à cette époque, fut considérée comme une périostite circonscrite subaiguë.

Envoyée au Vésinet, elle ne put marcher et revint chez elle. La toux persista et devint quinteuse ; cependant les accès restaient très éloignés et peu violents.

Elle entre dans le service quelque temps après. Cette femme, assez vigoureusement constituée, a conservé son embonpoint. Il n'existe sur le corps aucune trace de syphilis. Du côté de la poitrine, on ne remarque aucune déformation; les mouvements respiratoires sont seulement un peu précipités. Au sommet du poumon droit, on constate de la submatité et de la résistance au doigt. Des craquements humides assez nombreux existent dans toute l'étendue de la fosse sus-épineuse. Aucune modification de la sonorité et du murmure vésiculaire n'est appréciable dans le reste de la poitrine. Les bruits du cœur sont normaux. Le pouls est semblable à droite et à gauche, et varie de 70 à 78.

La toux est assez fréquente; l'expectoration ne présente rien de caractéristique.

A la jambe droite, le mollet est tuméfié, dur, résistant. On ne constate ni bosselures, ni points ramollis. Sur la face interne du tibia, vers la partie moyenne de la jambe, existe une petite éminence au sommet de laquelle la peau est rosée, tendue et comme amincie; on perçoit à ce niveau une sorte de fausse fluctuation. La douleur est continue et lancinante; la pression s'exagère considérablement et provoque des irradiations douloureuses diffuses du côté du pied (cataplasme de fécule).

Quinze jours après, l'état de la malade s'est sensiblement aggravé. La toux est plus fréquente; la respiration paraît plus gênée et la tuméfaction douloureuse de la jambe a encore augmenté. En effet, la peau est fortement tendue, lisse et rougeâtre; des veines nombreuses commencent à se dessiner à sa surface et un peu d'œdème péri-malléolaire est facilement appréciable. M. Alph. Guérin, appelé en consultation, éloigne, comme M. Oulmont, l'idée de périostite et croit à l'existence d'une tumeur sarcomateuse ou syphilitique dans la masse musculaire du mollet (Sirop de Gibert. Iodure de potassium.)

Le 15 juin, la malade éprouve une certaine difficulté pour avaler les substances solides. La respiration est manifestement de plus en plus embarrassée, elle est irrégulière, présente comme des pauses par intervalles assez rapprochés.

La tumeur du mollet est toujours aussi volumineuse. La peau qui la recouvre est d'un rouge violacé. Les veines sont de plus en plus apparentes; l'œdème a augmenté et les douleurs sont parfois intolérables. A une exacerbation subite, succède souvent un engourdissement avec fourmillement et picotement pénibles : alors la malade « ne sent plus son pied ».

1er juillet. Nous trouvons dans le crachoir de la malade quelques filets de sang rutilant. Les phénomènes stéthoscopiques sont restés les mêmes au sommet droit, mais au niveau du tiers moyen du poumon gauche en arrière, on entend des râles humides à grosses bulles, circonscrits dans une étendue de quelques centimètres.

Dans la tumeur du mollet, une ponction exploratrice est faite au point le plus saillant où l'on a déjà constaté une fausse fluctuation; quelques gouttes de sang seulement apparaissent au dehors. Toujours même dureté, même rénitence, toujours même aspect de la tumeur : elle envahit déjà presque tout le creux poplité. Pas un ganglion engorgé n'apparaît à la racine du membre. Rien d'appréciable du côté de l'abdomen.

Le 6. Crachats de couleur groseille assez abondants; même irrégularité de la respiration; toux quinteuse irritante; diminution considérable des battements du pouls (46 à 54). Pas de phénomènes d'irritation ou de compression vasculo-nerveuse nettement accusés; pas d'augmentation de la matité. M. Oulmont pense à une tumeur du médiastin, probablement de même nature que celle de la jambe; mais il ne peut complètement écarter l'idée de la tuberculose pulmonaire concomitante.

Le 8. Même état local. Accès de suffocation assez violent dans la nuit précédente.

Le 9. La malade est un peu plus calme; elle a un peu reposé la nuit.

Le 10. Nouveaux accès de suffocation. Facies violacé. Diminution de la douleur de la jambe.

Le 11. Respiration très irrégulière, non bruyante. Suffocation et hoquet intermittents. Dyspnée intense dans les intervalles.

La malade meurt subitement le 12 juillet.

Autopsie. — Nous trouvons au milieu des muscles du mollet et du jarret, autour du paquet vasculo-nerveux, une tumeur fusiforme, bridée en avant par les os de la jambe et le ligament interosseux, en arrière par les muscles gastro-cnémiens. Une enveloppe fibreuse résistante masque la substance propre de la tumeur. Lorsqu'on incise cette coque, immédiatement fait hernie une masse molle, pulpeuse, rappelant assez bien la matière cérébrale (sarcome encéphaloïde). La veine poplitée, aplatie par la tumeur (l'artère a conservé son calibre), et, ouverte en plusieurs points, contient quelques parcelles jaunâtres de même nature que la tumeur. Il est facile de suivre jusqu'au plexus hypogastrique, en arrière de l'utérus et de chaque côté du rectum, des traînées lymphatiques aboutissant en ce point à des ganglions hypertrophiés et ramollis. La chaîne ganglionnaire qui suit les gros vaisseaux adossés à la colonne vertébrale a subi la même infiltration. On arrive ainsi dans la cavité thoracique, où l'on trouve le médiastin postérieur occupé par un vaste sarcome, entièrement semblable à celui du mollet. Les pneumo-gastriques sont englobés complètement. La plèvre médiastine et la face correspondante des deux poumons sont envahies par la tumeur. Plusieurs gros noyaux marronnés existent dans le parenchyme même du poumon. Le sommet droit et la partie moyenne du lobe supérieur gauche sont convertis en un magma blanc au centre et lie de vin à la périphérie. La base des deux poumons fait corps avec le diaphragme par l'intermédiaire d'une lame sarcomateuse.

Obs. 36. — *Tumeur du mollet (sarcome); amputation de la jambe. Mort. Généralisation reconnue à l'autopsie;* par M. Chuquet. *Société anatomique*, 30 novembre 1877, p. 583, n° 24.

Rose G..., 66 ans, entrée le 16 novembre 1877, salle Saint-Augustin, n° 17 (service de M. Verneuil), est une femme robuste qui n'a jamais été malade. Elle a eu deux enfants qui sont d'une excellente constitution. En fouillant ses antécédents, on trouve quelques atteintes peu graves de rhumatismes; l'auscultation du cœur fait entendre un léger souffle, probablement dû à une insuffisance mitrale. La malade a l'oignon arthritique. L'examen des viscères est absolument négatif. L'examen des urines ne décèle ni sucre, ni albumine.

Au mois de mars dernier, cette femme remarqua un peu de gonflement de la jambe droite, en un point correspondant au jumeau interne; il ne s'agissait que d'un gonflement diffus, difficile à percevoir et surtout à limiter. La tumeur était complètement indolente; ce n'est que trois ou quatre mois plus tard, quand elle eut acquis un certain développement, qu'elle devint le siège de douleurs tantôt sourdes, tantôt lancinantes, assez vives. Continuant à grossir, elle envahit la partie supérieure de la jambe. La douleur s'irradiait dans le creux poplité.

A son entrée, les douleurs ont cessé complètement. La tumeur occupe toute la région du mollet, elle est surtout développée en haut. La palpation fait percevoir une sensation de rénitence qui peut être celle d'une tumeur solide, mais dont la sensation ressemble aussi à celle que donne une poche fortement distendue par du liquide. La peau, couverte par un réseau veineux, n'est nulle part adhérente, la tumeur semble développée sous les muscles superficiels du mollet. On ne trouve rien d'anormal dans le creux poplité. Les ganglions verticaux de la cuisse ne sont point engorgés. La sensibilité est absolument intacte au pied. Il existe un peu d'œdème au niveau de la tumeur; on n'en constate point au pied. Les artères battent normalement. Le professeur Verneuil, dans une clinique, éloigne successivement l'idée d'un abcès froid, d'un anévrysme, d'un kyste hydatique, d'un hématome. Il croit à l'existence d'une tumeur fibro-plastique, dans laquelle s'est fait peut-être un épanchement sanguin, d'où la rénitence, la quasi-fluctuation de la tumeur. Avant de proposer l'amputation à la malade, il se décide à faire une ponction exploratrice.

19 novembre. La ponction exploratrice, faite avec une fine aiguille préalablement chauffée et lavée dans l'acide phénique, ne donne issue qu'à quelques gouttes de sang. Dans la cavité de l'aiguille sont ramenés des détritus grisâtres qui, examinés par le Dr Nepveu, ont fait voir des éléments fusiformes en voie de régression, c'est-à-dire chargés de granulations graisseuses. L'amputation est alors décidée, et M. Verneuil pense qu'il faut opérer cette tumeur en diri-

geant les incisions de telle sorte que l'on puisse faire l'énucléation si l'état des vaisseaux, des nerfs et des parties profondes le permet.

Le 20. La ponction exploratrice a déterminé, malgré les précautions prises, une inflammation circonscrite.

Le 22. La malade refuse l'opération qui lui est proposée. Du 22 au 27, une eschare se forme au point piqué et la rougeur s'étend.

Le 28. La malade ayant enfin accepté l'intervention chirurgicale, M. Verneuil fait une incision latérale, reconnaît la tumeur siégeant dans le soléaire, et, constatant qu'elle s'étend sur les parties profondes et que probablement elle englobe les vaisseaux, il fait une amputation à deux lambeaux au quart supérieur de la jambe. Le tronc tibio-péronier est lié. En faisant ses ligatures, le chirurgien aperçoit dans la veine poplitée, un caillot long de 4 à 5 centim., qu'il retire avec des pinces. On applique le pansement ouaté. Température soir, 37°,4.

Le 29. La malade n'a pas mangé ; elle souffre de son membre amputé. Les urines sont rares et déposent des sédiments ressemblant à de la brique pilée. Quantité, 200 gr. Comme la malade est cardiaque, la digitale est prescrite. Température matin 37°, soir 37°,2.

Le 30. La malade a vomi sa potion de digitale. Elle ne peut manger. Les urines sont teintées en noir, 400 gr. Lait, bicarbonate de soude. Température 37°.

1er décembre. Le soir, le pansement ouaté est remplacé par le pansement ordinaire de M. Verneuil, tarlatane et acide phénique, à cause d'une hémorrhagie persistante. Un examen attentif ne révèle aucun jet artériel ; après le changement de pansement, l'hémorrhagie s'arrête immédiatement. Les vomissements continuent. L'inappétence est absolue. C'est avec les difficultés les plus grandes qu'on parvient à faire prendre à la malade un peu de lait. Les urines sont rares et ont toujours la teinte noirâtre.

Le 2. Même état général. Purgatif.

Le 3. La malade a pu prendre et garder un peu de bouillon. La plaie commence à bourgeonner. Matin 37° ; soir 38°. L'oligurie persiste. 400 grammes d'urine.

Le 4. Des douleurs lombaires vives se font sentir. La malade souffre au niveau du sacrum : les téguments rougissent en ce point.

Le 5. Les douleurs et l'oligurie persistent. Le chloral, quatorze injections de morphine calment difficilement la malade.

Le 6. La température, qui oscillait entre 37° et 38°, vient de subir une ascension notable 39°,2 ; cependant pas de frissons. Les vomissements persistent ainsi que les douleurs lombaires. Le pansement ouaté est réappliqué afin que la malade puisse se mouvoir dans son lit. La plaie n'a pas mauvais aspect, elle bourgeonne partout, sauf au milieu où il existe un point grisâtre, comme s'il existait une infiltration purulente du muscle et du tissu cellulaire à ce niveau. L'examen des urines est négatif. 60 centigrammes de sulfate de quinine.

Le 10. Les lèvres sont couvertes d'une éruption d'herpès. La langue est sèche, noirâtre. Un peu de subdélirium existe le matin. Urine, 400 grammes. T. 38°,2 ; soir : T. 39°,2. M. Verneuil émet, devant ces accidents insolites, l'hypothèse d'une généralisation à marche rapide.

Le 11. La température est descendue à 37°, mais la langue est sèche, le facies est cadavérique. Urine, 400 gr.

Le 12. Les douleurs lombaires persistent ; au niveau de l'échancrure sciatique, il existe un point douloureux. L'agitation est très grande, la malade perd ses urines. Les eschares augmentent d'étendue. La température s'élève, 39°,6 ; 40° le soir.

Le 13. Le pouls devient faible mais n'est pas très fréquent, 96. Il était de 86 pulsations par minute quelques jours après l'opération. Douleur par la pression au niveau du rein gauche. La malade accuse une douleur spontanée très vive au niveau de l'articulation tibio-tarsienne gauche, la pression et les mouvements communiqués arrachent des cris à la malade. T. soir : 40°,5. A la visite du matin, on trouve la malade à l'agonie, plongée dans une sorte de coma ; elle meurt quelques heures après sans présenter de phénomènes dignes d'être mentionnés.

AUTOPSIE. — *Examen de la tumeur et des viscères.* La jambe enlevée a été examinée aussitôt après l'amputation. La tumeur, développée dans l'épaisseur du muscle soléaire, a la forme d'un ovoïde à grosse extrémité dirigée en haut. Elle pèse environ un kilogramme. Elle sort de la gaine du soléaire en deux endroits, en arrière où elle envahit le jumeau externe, en avant de telle sorte que les vaisseaux et les nerfs situés entre les deux couches musculaires sont englobés dans la tumeur. En bas et dans le muscle jumeau, là où la tumeur semble être récemment développée, elle forme des noyaux blanchâtres, arrondis, un peu ramollis au centre, de sorte que, à la coupe, la petite tumeur s'affaissant au centre paraît excavée. Plus haut, les noyaux sont confluents, plus jaunes, plus ramollis ; les fibres musculaires qui existent encore en bas, séparant les noyaux jaunes, ont disparu en ce point.

Les vaisseaux et nerfs tibiaux présentaient des particularités remarquables. La veine renfermait, en certains points, des productions absolument analogues à la tumeur elle-même. Celle-ci avait végété dans sa cavité. L'artère était seulement aplatie, mais perméable encore. Le nerf, qu'il a fallu sculpter dans la tumeur, ne présentait pas cependant d'altération de ses éléments.

L'examen microscopique a révélé que la tumeur était formée dans les parties jaunes d'éléments globo-cellulaires et de quelques éléments fuso-cellulaires. Plus haut ceux-ci, mais dégénérés, existent seuls. Autour des points envahis, on retrouve les muscles en dégénérescence granulo-graisseuse. Après la mort, l'examen de tout le membre inférieur donne les résultats les plus intéressants. Le creux poplité est rempli de pus et de masses jaunâtres arrondies, ganglions en voie de dégénérescence cancéreuse, ayant suppuré à la suite de l'opération. Dans la fosse iliaque, deux gros ganglions, de la dimension d'un petit œuf, sont placés autour des vaisseaux iliaques. Les ganglions verticaux du triangle de Scarpa ne sont pas envahis. L'artère présente à son extrémité inférieure un caillot très peu adhérent de un centimètre de longueur. La veine ne renferme pas de caillot dans la cuisse. A la partie inférieure, dans le creux poplité, elle est oblitérée par une coagulation noirâtre, peu volumineuse, non adhérente, et dans les cinq derniers centimètres, elle contient une matière manifestement puriforme.

Le foie est légèrement graisseux, il ne renferme ni abcès métastatique, ni noyaux cancéreux. La rate ne présente point de lésion spéciale. Les reins ont l'apparence de reins séniles, c'est-à-dire de reins atteints de néphrite interstitielle commençante. Les poumons sont farcis de noyaux cancéreux dont les dimensions varient de celle d'un petit pois à celle d'une cerise. Ils semblent récemment formés, tant à cause de leur petit volume, qu'à cause de leur aspect. Le cœur a les valvules saines, à part quelques rugosités au niveau de la valvule mitrale. L'articulation tibio-tarsienne gauche est pleine de pus. L'articulation métatarso-phalangienne du gros orteil présente des lésions de l'arthrite sèche.

M. Verneuil, qui nous a engagé à présenter les différentes pièces pathologiques à la Société, appela l'attention, dans des cliniques qu'il fit à ce sujet, sur plusieurs points que nous résumons ici : 1° La tumeur (1) que nous avons décrite est peu commune. Elle a son origine dans les aponévroses intermusculaires. 2° Les accidents produits par la piqûre montrent combien les traumatismes, même légers, prennent une haute gravité quand ils atteignent des tissus pathologiques. 3° L'observation prouve un fait sur lequel le professeur a depuis longtemps appelé l'attention Chez les individus diathésiques, un traumatisme réveille une diathèse assoupie, aggrave les manifestations de celle qui évolue. On opère un paludique; sous l'influence de l'opération, une fièvre à allure intermittente peut apparaître et exciter les craintes les plus vives. Chez notre malade, la diathèse cancéreuse se traduit après l'intervention chirurgicale par une rapide généralisation, tant dans les ganglions que dans les viscères. 4° Cette généralisation s'accomplit au milieu de phénomènes généraux qui ne

(1) Elle a été déposée au musée Dupuytren.

rentrent aujourd'hui dans aucun cadre connu, mais qui pourront probablement un jour être groupés et former une entité clinique. 5° Notre malade est-elle morte d'infection purulente ? Le doute est permis à cet égard ; comme signe de cette affection, nous n'avons que l'arthrite purulente de l'articulation tibio-tarsienne, pas de tracé thermométrique typique, pas de grands frissons, pas d'abcès métastatiques dans le foie et dans le poumon. Peut-être s'agissait-il d'une de ces arthrites telles qu'on en voit survenir dans le cours des néphrites chez des sujets rhumatisants.

Obs. 37. — *Sarcome fibro-plastique de la jambe, récidivé. Ablation. Phlébite infectieuse.* B. Gaucher. *Soc. anat.*, 1878, p. 267, n° 15.

Le nommé B..., âgé de 52 ans, entre le 26 novembre 1877, salle Saint-Landry, lit n° 8, service de M. le professeur Richet.

Ablation en septembre, par M. Blum, suppléant, d'un sarcome fibro-plastique de la jambe gauche (diagnostic microscopique de M. Chambard), de la grosseur d'une tête de fœtus au sixième mois. La tumeur sous-aponévrotique était parfaitement enkystée et isolable, sauf au voisinage des jumeaux, dont une portion dut être enlevée. Pansement rare à l'eau phéniquée. La plaie cicatrisait lentement; mais l'opéré, forcé de sortir pour son commerce, ne put attendre la guérison complète. Il se fatigue et revient atteint d'une récidive de la tumeur.

26 novembre. État actuel. A la partie supérieure du mollet, on constate une plaie plate à fond rose pâle, à bords indurés et saillants. L'induration se prolonge au delà de la marge de la solution de continuité et des reliefs se constatent à la vue et au toucher de la partie avoisinante de la peau. La plaie saigne facilement, surtout vers sa partie centrale. Au tissu cutané fait suite une bordure de tissu cicatriciel de 5 millim., de couleur grisâtre et entièrement sain. Il est douteux que les ganglions inguinaux, correspondants, explorés par le palper vertical, aient échappé à la dégénérescence. C'est ce doute qui détourne M. le professeur Richet de l'idée d'une amputation au-dessus du siège du sarcome et lui fait adopter une ligne de conduite spéciale.

5 décembre. S. 37°,3. Ablation par la méthode mixte de M. le professeur Richet, après application préalable de la bande d'Esmarch.

Cette méthode se compose de deux temps : 1° Incision avec le bistouri, de toute la partie accessible du tissu morbide ;

2° Application pendant vingt-quatre heures d'une couche de pâte de Canquoin, destinée à atteindre les portions plus éloignées de tissu morbide et à préserver la plaie opératoire contre toute absorption de l'extérieur. La douleur est combattue par des injections de morphine.

Le 6. T. M. 37°,4 ; S. 38°,6. Premier pansement à l'alcool camphré, après lavages, la pâte une fois enlevée. La plaie est complètement grise et sèche et forme eschare.

Le 7. 38°,4 ; 39°,7. L'élévation de la température est mise sur le compte de la fièvre traumatique,

Le 8. 39° ; 37°,2. La veille et dans la journée, ont éclaté deux frissons violents qui jettent l'opéré dans l'inquiétude et font penser à la possibilité d'une pyohémie. Potion avec alcoolature d'aconit, 10 gr.

Le 10. 37° ; 38°,2. Troisième frisson. Même potion.

Le 11. 39°,2 ; 37°,2. L'eschare de la plaie est tombée, mais il n'y a pas de suppuration. Dans la journée, hémorrhagie peu abondante.

Le 12. 37°,2 ; 39°,4. Point de côté gauche. Signes stéthoscopiques d'une pneumonie probablement métastatique au niveau du lobe inférieur.

Le 13. 39°,4 ; 36°,2. Plaie grisâtre.

Le 14. 37°,4 ; 40°,6. Teinte subictérique des sclérotiques.

Le 15. 38°,6 ; 38°,3. Mort.

AUTOPSIE, le 17 décembre. — Thorax. Abcès de la grosseur d'un œuf, à la base inférieure du poumon gauche.

Membre inférieur gauche. — Les veines profondes étant isolées et fendues longitudinalement, on constate la présence d'un caillot fibrineux grisâtre ancien, qui se prolonge depuis la plaie jusque dans toute la longueur de la veine poplitée. En outre, il adhère à la paroi, mais non dans tout son pourtour, ni en particulier aux points de ramollissement. L'endoveine fémorale est uniformément rouge en bas, puis plus haut, présente seulement des stries rosées, et la veine iliaque externe n'acquiert un aspect tout à fait normal qu'au niveau de son abouchement dans l'iliaque primitive.

OBS. 38. — *Myxo-sarcome du grand pectoral*, par M. VILPELLE.
Société anatomique, 24 juin 1887, p. 472.

Le nommé Louis R..., âgé de 62 ans, cultivateur, entre dans le service de M. Desprès, salle Saint-Jean, n° 8, le 7 juin 1887.

Cet homme, qui jusqu'alors avait toujours joui d'une excellente santé, raconte que, dix-huit mois avant son entrée, il a constaté, au niveau de son aisselle gauche, la présence d'une tumeur de la grosseur d'un petit œuf. Cette tumeur s'est développée progressivement, en gagnant la partie antéro-supérieure de la poitrine, sans jamais provoquer de grandes douleurs, n'amenant de gêne que par son propre poids.

A son entrée, on constate la présence d'une tumeur du volume d'une grosse tête d'adulte, s'étendant transversalement depuis la paroi antérieure de l'aisselle gauche jusqu'à la ligne médiane, et verticalement depuis la clavicule jusqu'au mamelon. La peau, non altérée à son niveau, n'est adhérente que sur les bosselures saillantes, dont la tumeur est recouverte, surtout en dedans.

Celle-ci, dure en certains points, présente, en d'autres points, une sensation de fausse fluctuation. Mobile sur la poitrine, elle devient adhérente lorsque l'on fait contracter le muscle grand pectoral. Il n'y a dans l'aisselle aucun ganglion.

La tumeur est enlevée le 22 juin 1887. Une membrane assez résistante l'enveloppe et facilite son énucléation. Il n'y a pas de pédicule dans le creux axillaire, ni d'adhérences aux gros vaisseaux de la région, non plus qu'aux côtes ou au sternum. Le muscle grand pectoral, dont les fibres d'insertion brachiale et sternale sont coupées au cours de l'opération, a presque entièrement disparu au niveau de la tumeur ; on ne retrouve plus, à sa partie antérieure, qu'une mince couche de faisceaux musculaires dissociés et très pâles.

La tumeur pèse 3 kilogr. 600 gr. ; elle mesure dans le sens de la longueur 24 centim., dans celui de la hauteur 20 centim., et 15 centim. d'épaisseur.

L'*examen histologique*, pratiqué par M. DUBAR, montre qu'il s'agit d'un myxo-sarcome, dont la partie sarcomateuse commence à subir la dégénérescence graisseuse.

OBS. 39. — *Myxo-sarcome de la jambe gauche. Amputation. Dissection du membre amputé.* WINOCOUROFF. *Société anatomique*, 2 décembre 1887, p. 771.

La pièce que j'ai l'honneur de présenter à la Société anatomique provient du service de M. Marc Sée, à l'hôpital Rothschild.

L'amputation de cette jambe fut faite le 20 novembre pour un myxo-sarcome de la jambe gauche.

Voici en résumé l'histoire de notre malade. Il s'agit d'une femme âgée de 29 ans, cigarière. Rien de particulier dans les antécédents héréditaires; jusqu'à l'âge de 15 ans, bonne santé. A cette époque-là, elle fait une chute et se contusionne la jambe au-dessus du genou. La malade continue à travailler, mais quinze jours après, des douleurs accompagnées de brûlures apparaissent dans le jarret, douleurs s'irradiant jusqu'au talon.

Six mois après l'apparition des douleurs, la malade s'aperçut d'une petite grosseur du volume d'une noisette dans le jarret, non douloureuse à la pression ; le volume de la jambe augmente, mais ça ne l'empêche pas de travailler et de rester debout des heures entières. La nuit, les douleurs étaient parfois très vives.

La marche devient petit à petit douloureuse.

Trois ans passent sans que la malade songe à se soumettre à un traitement sérieux ; à 18 ans, la grosseur atteint le volume d'un œuf, et c'est alors que, pour la première fois, M. Marc Sée lui fait une opération.

On extirpe la tumeur. Guérison complète au bout de six semaines. Six mois après, la grosseur commence à récidiver et, deux ans après la première opération, on intervient pour la seconde fois.

La tumeur avait atteint le volume de deux poings. L'énucléation de la tumeur fut très laborieuse et nécessita une résection du nerf sciatique poplité interne, sur une étendue de 10 centim. Cette portion réséquée se trouvait comprise dans la tumeur. Guérison au bout de trois mois.

Deux mois après la sortie de l'hôpital, la malade s'aperçoit de nouveau d'une grosseur, qui cette fois occupait la partie externe et supérieure de la jambe, ainsi que tout le creux poplité; la jambe continue à augmenter de volume et le pied commence à s'œdématier. La marche de la tumeur est très lente cette fois.

Cinq ans après la seconde opération, c'est-à-dire à l'âge de 25 ans, la malade se marie et, onze mois après son mariage, elle a un enfant qui se porte à l'heure qu'il est très bien.

Elle devient enceinte pour la seconde fois à l'âge de 28 ans, et fait une fausse couche de sept mois; l'enfant est venu mort. La fausse couche remonte à deux mois.

La marche de la tumeur n'a été nullement influencée par ces deux grossesses.

Le volume de la jambe augmentait toujours et en même temps elle se déformait de plus en plus, surtout au niveau du mollet Il y a six mois que la circonférence de la jambe était de 57 centim., et, à son entrée à l'hôpital, c'est-à-dire le 10 novembre, nous avons trouvé la circonférence de la jambe malade, de 75 centim., tandis que la jambe droite saine n'a que 33 centim. Amputation de la cuisse à 4 centim. au-dessus du genou. Tumeur très vasculaire donnant du sang en abondance pendant l'opération.

A la dissection de la jambe amputée, nous avons trouvé à la place de la portion réséquée du nerf une trame d'aspect fibreux, dont l'examen histologique nous donnera la structure.

Au-dessous de l'anneau du soléaire, le prolongement du nerf sciatique poplité interne, le nerf tibial postérieur ne semble pas avoir subi d'altération. (L'examen microscopique sera fait et soumis ultérieurement à la Société anatomique.)

Le nerf sciatique poplité externe était intact.

La tumeur paraît s'être développée sur le trajet des nerfs, qui étaient pour ainsi dire englobés dans la tumeur.

Le squelette des deux os de la jambe et son périoste, ainsi que l'articulation du genou sont intacts.

CHAPITRE V

Traitement

Nous avons essayé de montrer la gravité du sarcome. C'est dire que le traitement doit être très rapidement énergique, et que dès que le diagnostic est posé tous les moyens médicaux doivent être laissés de côté et que l'intervention chirurgicale s'impose.

Que faire, en présence d'un sarcome?

Si le sarcome est petit, indépendant des tissus avoisinants ; s'il occupe seulement le muscle, si dans ce muscle même il semble n'occuper qu'une petite place, si sa marche a été lente, c'est à l'*ablation de la tumeur* qu'il faut donner le choix.

Mais, comme le fait remarquer M. le professeur Tillaux, ce n'est pas à l'énucléation qu'il faut recourir, c'est la capsule elle-même qu'il faut enlever dans toute son étendue ; la laisser serait faire une opération inutile, et la tumeur ne tarderait pas à récidiver.

Malgré tous les soins apportés par l'opérateur, il est fréquent, on pourrait même dire que c'est la règle, de voir la tumeur récidiver ; heureux encore quand elle ne récidive que sur place. Il faut poursuivre les récidives toutes les fois qu'elles se produisent, et on peut espérer par là prolonger la vie du sujet plus ou moins longtemps. Gross, de Philadelphie, n'a-t-il pas fait 24 opérations en quatre ans sur la même femme ; et dix ans et neuf mois après la dernière opération la malade était en parfaite santé.

Mais si la tumeur est volumineuse, si elle a évolué rapidement, s'il semble qu'elle ait envahi les tissus avoisinants, s'il est impossible d'en établir les limites précises, tout autre doit être la conduite du chirurgien.

Dans ce cas, deux opérations sont seules logiques : l'amputation ou la désarticulation du membre.

Sans doute il est pénible, chez un sujet comme celui dont nous relatons l'observation, d'en arriver à cette extrémité. Cet homme n'avait jamais souffert, il se portait bien, il jouissait de la plénitude des mouvements de son bras. Et cependant M. le professeur Tillaux n'hésita pas. C'est à la désarticulation à lambeau externe qu'il donna la préférence. L'examen de la pièce lui donna d'ailleurs entièrement raison. Le muscle triceps était complètement infiltré par le néoplasme. Toute tentative d'énucléation eût été inutile, et n'eût fait que prolonger la durée de l'opération, car on eût été obligé d'en arriver à la désarticulation.

CONCLUSIONS

I. — Dans les sarcomes petits, à évolution lente, bien encapsulés ; c'est à l'énucléation qu'il faut avoir recours, en enlevant bien toute la capsule.

II. — Dans les sarcomes volumineux à évolution rapide, c'est à l'amputation, quand il est possible de la faire assez loin du siège du néoplasme, qu'il faut s'adresser.

Dans les cas où le sarcome est très rapproché de la racine du membre, l'opération de choix est la désarticulation.

IMPRIMERIE LEMALE ET Cie, HAVRE

www.ingramcontent.com/pod-product-compliance
Ingram Content Group UK Ltd.
Pitfield, Milton Keynes, MK11 3LW, UK
UKHW022121260726
13993UKWH00003B/1160